文成
天縱

『十三五』國家重點圖書出版規劃項目

國家圖書館藏中醫稿抄本精粹

GUOJIA TUSHUGUAN CANG ZHONGYI GAO-CHAOBEN JINGCUI

張志斌　鄭金生　主編

22

廣西師範大學出版社
GUANGXI NORMAL UNIVERSITY PRESS
·桂林·

第二十二册目録

〔一〕《醫品心餘驗録》原書分兩册，每册封面有抄者所題卷册名。今據各册之前所題，確認其總書名爲『醫品心餘驗録』。其中首册『痹濕二症合編』無目録，末册『西園風病全書』有簡目，今依正文新編目録。

〔二〕此標題夾在書中縫里。

〔一〕『脉不應』，此下原無第十九論，據其文意，非脱落第十九論，乃序號編輯之誤。

〔二〕『所勝』，此下原有『概』字，據下文首爲『概論』，則此字當衍。

〔一〕『法』，原脱，據下文有『上古之診，三法俱行』補。

滋善堂瞭然集方（二）

滋善堂賸然集雜方卷之四目錄

破傷風

人口咬

家犬咬

瘋狗咬

蛇咬

蜈蚣咬

諸虫傷

諸虫入耳

諸骨骾喉

製血餘
紫河車
千里脯
煮凍肉
製凍肉
煮鴨子
製椠鷄
八寶粥
製杏茶

香茶餅
法製青鹽陳皮
藏瓜茄
做蠟殼
做印色
做硃錠
香袋自己合帶的
香袋合賣的
窨搽頭油

染缸藥

洗淨油壞白衣色衣仙方

香油沾衣

烟油沾壞白衣

烟子黑壞白衣

墨沾壞白衣

洗去墨跡

洗去鏽跡

水天平

滋善堂瞭然集雜方 卷四

遼陽劉禮敬若思氏校輯

大補真元丹方說

昔有四川張刺史年七十感患五癆七傷形容肌瘦諸醫無效遇一隱士有濟世妙術仙傳奇方刺史延於家得授仙方依法修合服藥七日神情爽朗服至一月愈見康健此方善治五癆七傷并療諸虛百損久服精力壯健老者髮鬚不白益壽延年少者神志倍發婦人服之煖子宮美丰姿調經補髓真良方也

藥品二十四味開列於左

大補真元丹　男子婦人通用種子第一良方

真川芎酒浸　秦當歸　白芍藥酒炒　大熟地酒蒸　好人參

嫩鹿茸　白茯苓去皮　川牛膝酒浸　肉蓯蓉酒浸　蛇牀子酒浸

吐絲子酒煮出絲　漂澤瀉　蓮子心已上各一兩　八角茴香

川巴戟　合茴芷　白乾薑　葫蘆巴各五錢　淫羊藿

穿練子　白檀香　滴乳香　上上沉香各二錢　川山

甲帶皮取一大片用好酒酥炙

右藥依分法製共為細末蜜丸梧子大每早服四錢

淡黃酒送下

萃仙種子丸 此方明目補腎服之多子久服延年

沙苑蒺藜 八兩研末取極細末四兩入藥其粗末四兩熬膏 芡實子 四兩去殼為末

金櫻子 四兩熬膏 山萸肉 四兩去核 枸杞子 二兩擇紅潤者 川續斷 二兩

覆盆子 二兩酒浸一宿晒乾 白蓮花鬚 四兩去灰不用紅的敗血

右八味共為細末聽用其蒺藜粗末四兩用井泉水八碗文武火熬膏不住手攪水將乾時取出將生絹袋擰汁將渣又熬只用水四碗再熬再攪仍用絹袋擰汁渣復熬三次用水二碗再照樣熬汁取出擰汁

併前二次蒺藜汁合在一處仍用文武火熬成膏入水不散為度再加煉熟冬蜜八兩同前膏前藥末於石臼杵千餘下不見鐵器丸如梧子大晒乾每早晨服三錢用淡鹽湯下或滾白水送下亦可凡服丸藥後忌房事一月若女人行經必俟經水乾淨方去凡女人不生子者生子難產者易產男子女人服之種子益壽明目固精之良方也

神仙却疾延年酒藥方

秦當歸五錢去尾酒洗切片晒乾　揀人參五錢切片　白茯苓五錢去淨皮切片

縮砂仁五錢去殼川花椒五錢去子香加皮五錢切片大川烏五錢去臍
皮切數厚片薑夾川烏用水和灰麵包裹火煨透去薑麵不用草烏五錢圓者佳水濕紙包煨煨煨
切片烏藥水洗去泥土五錢切片何首烏五錢米泔浸竹刀剖去皮切片晒乾枸杞
五錢酒洗肉蓯蓉五錢酒洗晒乾川牛膝五錢去蘆切片舊只殼滾水泡瀌去穰
切片二錢整乾薑二錢切片香附米一兩石臼搗去毛香白芷一兩切片廣
陳皮一兩滾水泡去白切片厚朴一兩切片薑汁炒大半夏一兩薑水煨切片晒
乾不油白朮一兩米泔漂切片壁土炒去土大川芎一兩切片麻黃一兩切碎
官桂一兩切片杭白芍一兩水濕紙包火煨切片川羌活一兩切碎川獨活
一兩切碎生地黃一兩酒洗銅刀切片熟地黃一兩酒洗銅刀切片天門冬一兩

熟水洗切片麥門冬一兩去心北五味一兩小茴香一兩微火炒北細
辛一兩切碎軟防風一兩切碎沉香一兩切碎新蒼朮一兩米泔漂去油晒乾
合故芷五錢酒炒甘草一兩切片虎脛骨五錢用炭火燃起適紅將虎骨放在炭火
上以鮮猪油數兩用木快子一隻開口夾猪油於虎
脛上搽時時番轉虎脛酥炙不可傷火如無虎脛以
虎骨代之酥好了打碎為粗末小紅棗去核八兩蜂蜜濾去渣八兩核桃仁兩
右共四十三味藥要道地炮製依法用早米火酒十
五瓶將前藥用布巾包札入火酒罈內浸三日然後
以火酒罈入鍋內陽水煮一上午使藥力盡出取起
埋土三日以退火氣其藥仍存罈中早晚不拘時服

酒隨量飲藥倶酒服完後取出晒乾為末仍用火酒同米糊為丸服盡為妙此酒專治男子婦人遠年近日干虛百損五勞七傷左右癱瘓偏正頭瘋半身不遂四肢無力語言蹇澁筋脉拘攣渾身瘡癢腸風痔漏紫白癜瘋寒痰走氣脚氣心氣膀胱疝氣面黃肌瘦腰疼膝酸耳聾目暗口苦咽乾上焦虛火下部冷弱小便淋漓大便泄瀉婦人經閉肚腹膨脹嘔吐惡心飲食無味神思驚怖夜出盗汗月信不調淋漓不止結成癖塊時時作痛子宮積冷血氣虛敗赤白帶

下漸成癆疾並皆治之此酒藥性互相制伏其性和緩甘味甘香能追百病常服和胃養丹田調血氣壯筋骨安五臟定神魄潤肌膚長顏色返老還少延年益壽其功難以盡述余初得此方於友人心疑藥性駁雜彼曰無疑云曾以此治生瘡黃瘦者而愈又以此酒醫門人痴氣而愈不特此也當身手痛作瀉痔漏出血服完此酒三病俱除彼既身試余實目見此方神妙何用疑之大凡病合此症不妨以此藥酒服之其收效也必矣但取藥酒者不宜目近罈口恐氣

冲目失養者停一二日服末為遅焉然友人亦曾失養次早服之雖有麻黄不致亡陽所謂此酒藥性互相制伏良不虚云

造蜜林檎酒藥方

糯米一升煮湯三碗去糯米不用只取米湯三碗用上好燒酒三五碗同入米湯内次用木香　檀香　沉香　白芷　砂仁　小茴香各取三分入酒米湯内以大壺盛之文武火隔水煮一二個時候再加入蜂蜜半觔將箬葉封其壺口一時取開澄清可飲美味異常亦能却疾永

為仙酒頃刻而成

有詩讚曰

此酒至神至聖　號為王母仙漿
留傳世人與人嘗　服了神清氣爽
善能調治五臟　又治滿目睜光
曾將此酒獻皇王　萬兩黃金贈賞

立刻藥酒方 名八珍飲

當歸　川芎　白芍　熟地　白朮　茯苓　陳皮
甘草各一錢　加檀香五分

右共為極細末每壺酒內入藥末一茶匙攪滚即飲
其味甘美甚佳

菓子酒

龍眼肉去核 核桃肉去皮 小棗肉去核 落花生炒熟 懷生地
大熟地 枸杞子各三錢 加檀香細末五錢
右藥共入石臼搗爛勻入生絹袋於罈內加燒酒重湯
煮三炷香為度此酒色紅如琥珀香甘味美異常或
為丸如彈子大出路時隨帶身邊每清晨用滚白水
嚼送一丸或吃酒時取一丸入酒壺內盪熱飲之即同

同藥酒甘香有
藥酒香有有趣趣

接骨仙丹

當歸身二兩為末生大川烏一兩薑汁泡浸火炒尖草烏七錢薑汁泡浸火炒
何首烏一兩五錢黑豆水煨過晒乾為末去黑豆不用川續斷一兩生為末合茴
芷五錢用小茴香五錢煎水浸過一夜取出茴芷晒乾為末去小茴香不用鬧陽花即黃石榴
花出南方各處山地頗多又名搜山虎清明前後之
間取回將甘草煎水洗淨陰乾為末三錢去甘草渣
不用
共七味為細末每遇跌打有傷頸骨手足骨及
各處骨手指蠲屈脫骨斷骨將骨安定如初然後服
藥每服三分體厚傷重者只可五分切不可多服用

黃酒送下只服一次為度如足傷者外加懷牛膝末一分入接骨末藥內與好酒調服服藥之後最忌風襲見風不效包裹傷損處要好好的併不可動一動稍動骨節不接喫藥後覺手足昏暈顛顛來日鮮黃糞切莫害怕自愈藥內如無鬧陽花全料藥內當以麝香一錢代之但麝香不宜預合在藥內預合日久麝力則過而無效不比鬧陽花久合無害可以預先合定莫若稱過接骨丹一錢三分五釐臨用加入麝香二釐用盡又合如有鬧陽花一料之內依數三錢預合尤

便用麝則不用鬧陽花用鬧陽花則不用麝二者不得并用此丹余目覩愈人頗多當須合救世但孕婦忌服如遠年久損者用好酒每日送下二分以好爲度近日傷損者既服藥後務要忌一歲一日傷手者不得舉動傷足者不得行走日滿始不忌須當慎之可也

接骨單方 神效

用鮮蘆柴要土內四節根也出土的三節桿也或出土四節土內三節上下共取七節作一次服用鉄線打適其節以陰陽瓦焙成黑灰爲細末熱黃酒冲

服每日服一次重者三服輕者二服全愈頭一次服後被蓋出汗為妙先要合定斷骨包裹好了然後喫藥

一方用小公鷄一隻揑死乾擣毛連腸骨加生薑等分同鷄入臼搗爛敷傷處聽內骨响有聲片時即去之用布巾包紮好了避風為妙

治跌撲傷損逆氣作腫痛不可忍者　梔子炒黑白麵不拘共為末井水調搽或細茶調搽乾再易之即放一方用生山梔五分為末飛羅麵三錢薑汁調和搽患處一日夜皮內青黑是其驗也前方同春善本載能接骨一人

墜馬跌得週身疼痛用梔子炒熱布包着於痛處烙之一夜即愈此藥雖甚平常奏效殊異詎可忽諸

七釐散 治跌打損傷效方

土鱉二錢四分烘乾 乳香 沒藥各一錢二分俱去油烘乾 辰砂三分 麝香一分 已上五味共為細末每服七釐如久損加巴豆仁一粒搗爛酒調服

又方 治跌打損傷或至吐血未盡有瘀血在內此方主之亦名七釐散

猴猻薑即高良薑先用刀刮去毛淨然後又在燈焰上燒去毛炒脆為末用一錢 猪牙皂炒為末一錢 巴豆去殼去油五分為末 三味末共攪令勻空心酒

送服七釐忌葷滯等物食素二日愈

八釐散 治跌打損傷良方

土鱉一錢焙乾為末 乳香 沒藥各一錢俱去油 血竭一錢 大半夏生用
當歸酒浸 砂仁 巴霜巴豆去淨油擬成霜 香甜瓜子 明雄黃
各五分 共為細末每服八釐好酒下小兒三釐但能
開口服下無不愈者 外用生葱連根切碎炒令汁
乾乘熱敷傷處用絹帛束之立刻定痛止血或筋骨
折傷急取雄雞一隻刺血量諒患者酒量沖服痛立止
神效或腦破骨折者蜜和葱白搗勻厚敷立效 凡

閃腰打傷閃肭音衄并手足損傷不出血但有青紫内傷者先以葱白搗爛炒熱將痛處遍擦隨用生大黄為末薑汁調敷再用好酒盡量飲之即三月半年不愈者神驗

金瓶導氣飲 專治跌打損傷積血疼痛不拘遠年近日立效

木耳一兩分五錢童便炒分五錢入古銅錢二三箇和醋炒去銅錢不用只用二味炒的木耳為末合勻

白蠟五錢為末 乳香一錢去淨油箬葉烘脆為末 沒藥一錢製同乳香

右俱為末合勻每服三錢用紅花五分煨酒調藥服老者只用紅花三分空心服後次服時不用紅花只用酒

調服止痛屢效

玉真散 治跌打損傷及破傷風傷濕發痛強直如癇狀者并皆治之

南星 防風 白芷 天麻 羌活 白附子各等分

一方只用天南星 防風二味其餘不用各等分

右為細末水調敷傷處出水為妙以溫酒調服一錢如打傷欲死心頭微溫者熱酒童便灌下二錢連進二服立可回生或鬪毆內傷墜壓欲死者治同即甦亦可煎服如破傷風牙關緊閉腰背反張甚則咬牙縮舌以童便調灌三錢立愈或被跌壓瘀血積痛難忍

者用當歸尾五錢桃仁十一粒去皮尖二大黄一两酒蒸酒煎鷄鳴

時服至天明取下瘀血即愈　○方治破傷風用蟬

相打破頭　并治刀傷血流不止

五色龍骨為細末每两加白蠟三錢為末黄丹少許共研極匀

乾敷傷處血立止宜避風一二日即愈

抓破面皮

用生薑汁調輕粉搽上即愈更無痕迹

杖瘡

凡破責過不拘已破未破先用鷄蛋清三個井水一

大碗銀箸順攪数百轉吹去浮沫用鵝翎蘸敷傷處
乾則再上如此五七次滾水候温洗淨然後另用敷
藥開後

末打破敷藥方

鉛粉　黄丹　乳香去油　沒藥去油各一兩　為細末香油調
敷再服湯藥列於後

湯藥方

川續斷　地骨皮　骨碎補各二兩　用陳老酒煎好不
時可服不飲酒者水煎好對（先用水煎）好後加酒服已破膏藥

列于左

已打破膏藥方

鉛粉　黄丹　乳香去油　没藥去油各二兩　為細末用香油一觔半熬滾陸續加入藥末熬至滴水成珠用軟綿紙或舊緞攤貼　已上四方接連而用先洗後敷貼又不時服藥功効自速傳方濟人亦善事耳　一方用大黄一兩半夏三錢樟腦一錢三味為細末加生葱白七根以鮮猪油調搗令勻敷上即能止痛再服湯藥

夹棍傷

仁人皆言公門中好修行何也不過要人存一點慈善之念[redacted]受過[redacted]大刑之人危急之時[redacted]得授良方可以救急此亦仁人之一善也

夾棍傷　一出衙门即用熱童便一盆將足浸之如便冷燒紅磚二塊淬之即熱直浸至童便面上浮起白油其傷盡出矣不瘀不潰再用肥皂搗如泥入雞子清和匀敷患處以草紙包裹腳縛緊一夜不可動即效

一方用白布做寬大襪頭要預先做好一出衙門就穿上受刑之人其腳必腫其骨必損所以要做又寬又大襪頭襪内多貯松香細末令其穿

上即能消腫散血接骨止痛内接服末藥列于左

前列二方任人擇用只用一方再服此方

末藥方

人中白煅一兩　自然銅煅五錢　木耳燒灰存性五錢　乳香箬炙去油二錢

沒藥箬炙去油二錢　牛膝三錢為末

右共為末再用牛膝煎酒調服三五錢如一時無末藥即服湯藥開後

川芎　獨活　歸尾　紅花

壁虱胡麻　骨碎補　五加皮各一錢　土鱉一個　生白酒一壺煎數沸繼量飲避風寒厚被出汗立愈

金瘡

金瘡者乃刀斧箭簇之傷也凡破傷出血最忌傷風及冷水若不謹密風邪因得而入矣出血過多者必渴不可喫冷水并不宜多喫粥飯食多則血必沸出不止惟以飲淡酒及童便爲宜若目直視者不在傷處痛者出血赤後出黑血水者瘡口寒冷堅硬實者皆不能治也

刀鎗藥 此方神效須預爲製備以待不時之需可也

五月五日午時要在田中現割生韮菜取壁上陳石灰共搗爛如膏仍打在壁上不動不收遇一切金瘡

或跌撲損傷血流不止者在壁上取下一塊為細末厚敷傷處立時止痛止血三五日全愈　一方用陳石灰二两松香二两白蠟二錢先將石灰為細末聽用其松香白蠟放於銅鍋內煎溶化再入石灰攪勻傾於地下鋪開成塊臨用時研碎敷搽即止痛止血而愈

一方用風化石灰六两大黃四两切片二味同入銅鍋炒將大黃炒至黑色石灰炒至桃花色為度名桃花散篩去大黃不用只用石灰再加乳鼠同搗如泥陰乾用　一方只用石灰篩過細末攪上止痛生肌攪後忌下水一日次日

落水無妨百發百中已上用石灰四方不可因賤藥而不信

其效皆百發百中之良方也

又方 老松香 枯白礬各等分 共為細末攙上止血住痛不論跌破刀傷破處口大口小一切皆效

一方 用杉木炭研極細末攙上止血止痛如被傷半日或至一日血乾要先將傷處擠捏見血然後再攙將炭末厚敷傷處軟帛包好不但傷痕全愈而筋骨俱得接連如舊

一方 治金瘡血流不止及損傷瘀血不散 用嫩紫蘇葉及桑葉同搗碎爛貼患處再以陳蘇葉蘸所

出之血研爛敷上不作膿腫　一方用蝙蝠一名飛鼠取二隻火煆烟盡方止取出為末每服三錢用黃酒送下即止血消腫　一方用螃蟹取一二隻連殼肉以火上炙乾為末塡入傷處即痊　一方猪前蹄哈叭巴内有骨一塊名掀子骨又名扇面骨又名飯杓骨煮熟者無用矣要生取出骨來燒成黑炭為極細末掺傷處神効　一方生葱数莖連根葉取來去土煨熱或鍋烙炒熱搗爛敷上如葱冷再易換二三次愈

箭頭入肉　巴豆去殼二三錢炒　蜣螂二個一名推車漢　同研爛塗之

斯須疼痛定作癢待極癢之時便搓動箭頭取出
以好膏藥貼上或用生肌玉紅膏敷之即愈　一方
花蕊石形如硫黄有白斑點者火煅七次研末敷四圍箭頭自出
銃彈子入肉或竹木刺入肉同用此方
蜣螂取數個洗淨搗爛貼上即出
針入肉針入肉不得出者
用象牙末和水敷上少頃自出
用象牙末和水敷上少頃自出
竹木刺入肉不得出者
用生栗子肉嚼碎敷之自出

湯泡火燒

湯泡火燒人每不知所以治法　昔鄰有一孩子甫三四歲被湯火傷腳指伊母置之尿缸內浸未起泡而愈此児既是三四歲則知此〻世務不會着驚且傷不過是腳指故愈也又一母有児甫一週半歲不知世務會着驚者被火燒一隻腳伊母將一隻腳浸在冷尿中則冷甚着驚後提起児来遂不能言起驚至更盡而死然則児被湯火傷者不宜浸在冷物中明甚如已浸者可用火灸極痛方可敷藥然敷藥亦自

有法如是手足燒泡者盡將傷處敷之無妨于事此
亦為傷未甚者言之也如甚焉雖手足亦宜留此〻傷
處莫敷出此〻熱氣為要燒泡心頭及肚腹陰囊等處
乃致命之所如用敷藥必須於傷處只〻敷二分留一
分傷處莫敷少出熱氣若一總敷上則熱氣不得出
勢必毒氣歸內不亦速其死乎敷藥之法如此而服
藥亦自有法焉有如燒泡手足雖至潰爛不過痛苦
而已何損於命傷甚亦宜服通藥以免後禍惟燒泡
心頭肚腹陰囊等處乃致命之所苟甚焉則熱氣內

攻難免一死誠此特速授通藥一服不則通藥丸以
代之庶乎熱氣未曾内攻熱隨藥而少解必須急急
服之乃可遲日潰爛熱氣已入在内而乃授通藥反
致沉住熱氣不出内攻則又不可既是潰爛宜服排
膿托毒散與生毒同治豈可悞授通藥為哉固知通
藥只可授於燒泡之本日不可授於燒泡之次日也
方載於後

火燒湯泡油烙通藥方

枳殼　厚朴　皮硝此味生泡不入藥煨　大黃一錢五分入藥同煨　大黃

一錢五分水磨入藥同服 合一劑白水煎服以通利為度此藥
右湯藥治受傷於致命處及傷重者服之外此不必
服也
火燒湯泡油烙搽藥方 此方常製送人屢用屢效并善 治盆硝與火藥傷者
寒水石 用糠頭火煨過火炭火用不得會爆為 末 大黃 黃栢 黃芩 已上
各一兩 將三味生為末同石末用麻油調勻搽傷處未
起泡者不起泡起泡者自消已破者擦幾日自然生肌
肌如潰爛不生肌用黃丹水粉等分攪勻麻油調搽至
生肌為度

火燒湯泼油烙硝礦傷方　此亦常製送人之良方也簡便而效

冷水一碗　大麻油一茶鍾　如無麻油以桐油代之　石灰一茶鍾　青黛少許尤妙

右攪匀候澄定將鴨毛蘸上所結溢溢刷上傷處乾了又刷以愈為度未起泡者不起泡起泡者自消已破者自然生肌如不生肌用生石膏與煅石膏等分為細末攪之即生肌矣

湯火傷方　急服蘿蔔汁或服童便以護其心使火氣不能内攻　如傷重甚者再服前通藥一劑可保無虞外敷用猪毛燒灰存性大黃為末等分和匀用真麻油調搽

搽立刻止痛不致起泡　一方用蘆柴外面衣皮取來燒灰存性要帶黑色取出研為細末用麻油調搽立刻止痛不爛真乃應驗良方不可忽畧

破傷風

夫破傷風者有因被刀斧破傷或遭跌撲搕打傷破或被鐵針竹木刺等破亦緣腠理不密風邪因得而襲之播傳經絡致寒熱交作口噤不開甚者風邪入臟卒時口噤目斜手足搐搦角弓反張多致不救此皆風邪寒熱相併治宜分别表裏虚實　脉浮滑用

發散　脉洪數用清凉　脉滑澁宜治痰驅風不得
專作中風一途療也而破傷風者係急症宜早治之
萬毋急緩之也

破傷風邪在表者急服此方以解之

羌活　防風　當歸　川芎　白芍　藁本　地榆

細辛　甘草

右均合一劑薑引水煎服

破傷風寒熱交作心煩口噤急服此方和解表裏

羌活　防風　茯苓　川芎　白芷　前胡　薄荷

麻黄　黄芩　枳殼　北細辛　蔓荊子　菊花
甘草　煅石膏
右合一劑白水煎溫服

破傷風邪傳入裏舌強口噤項背反張筋急搐搦痰涎壅盛滿脹溺澁或出汗脉洪數而弦者宜導之
羌活一錢　川芎一錢　當歸二錢　枳殼八分　大黄二錢　寄生草二錢
右剉白水煎溫服
破傷風用五積散加全蝎初起以此方為主

破傷風
當歸八分　川芎五分　赤芍五分　茯苓五分　陳皮五分　白芷五分　防風六分　麻黄八分　桂枝五分　蒼朮五分　桔梗五分　全蝎三個　蟬退三個　煅

熟石膏五分

右合一劑白水煎服

打傷跌傷甚至血暈者宜服此方

當歸尾　桃仁　蘇木　紅花　官桂　生地黃

玄胡索　烏藥　香附　乳香　沒藥　劉寄奴

右藥各一錢五分合二劑加入童便一盞同水煎服

奪命丹　專治破傷風

川烏火煅去黑皮一兩　白芷二錢　明雄黃一錢

右為細末用生葱搗汁為丸如蓮子大每服一丸用

葱葉一斤將藥裹入内微火燒過嚼碎黄酒下蓋衣被取汗出即愈

破傷風 治跌破打破產後傷風破腦傷風俱效

用羊屎十三個燒黄糊色入於黄酒浸服出汗立愈如或至數日傷風可加至十九個或二十一個調黄酒送下取其單數也

破傷風五七日未愈角弓反張牙關緊閉者

急用蟬退去頭足洗淨泥土五錢為細末用好酒一碗煎滚服之立甦

破傷風要蠐螬虫即地蚕虫也其色白無毛長寸許俗名白霧虫此虫在爛草堆中或糞堆中尋俱有

初覺有風急取蠐螬蟲一二個將駝脊背捏住待蟲口中吐出水来搽抹破傷處身穿綿絮衣裳少待片時候瘡口覺麻兩脇有微汗出立效　如症緊急速取此蟲三五個剪去尾肚中黄水自出塗抹於瘡口上再滴此ゝ蟲水調熱酒飲之汗出立愈

人口咬傷

皮硝　艾葉　防風　甘草各等分三味切碎

右四味煎水燻咬處候藥稍温以綿花蘸藥水洗之

如此者六七次後藥敷之

敷藥方　龜板燒煆研末如無龜板以鱉甲代之　用眞麻油調敷腫處

右敷上一日一換一洗其洗湯仍用皮硝艾葉防風甘草煎水燻洗將好用生肌散攙上亦一日一換一洗外貼好膏藥而愈

生肌散　諸般瘡毒俱可用

象皮四錢製過　石脂火煆三錢　乳香去油二錢　沒藥去油二錢　血竭一錢五分

海螵蛸一錢五分　合爲細末攙之

右合爲細末攙之

家狗咬傷 咬甚者用此方

先用飯水同洗淨咬口後用稀稀牛糞敷之乾了又換敷上 一方用鞋箬葉燒灰真麻油調敷立愈

瘋狗咬

春夏初交犬多發狂但見其尾直下不捲口中流涎舌黑者即是瘋狗宜速避之若被所傷不可視爲泛常乃萬死一生之患言之令人寒心 凡被傷男子二十一日可治女人十四日可治如日久則難治矣余所集經驗數方列於左

瘋狗咬傷 此方神效訊利平等藥不能治此惡毒也

班猫七個殭蚕七條庄大黃生用五錢淨金銀花五錢

右四味用清水黃酒各一大飯碗煎一碗餘半鐵服

服後必從大便解出血塊小便或血子以小便清白

方是毒氣盡解矣可食温粥即止咬處用杏仁去皮尖

搗爛加陳砂糖調敷自愈

服藥後惡毒血塊既出可藏身保養百天忌魚酒羊

猪鵝肉及葱蒜又忌蔴布手巾蚊帳夏布蔴地茄地

青冷石上鑼鼓銃炮雷霆看戲總宜避之若犯禁復

發立見斃死矣

又方　急用針刺去血以小便洗刮殆盡用軟帛拭乾
将生南星軟防風等分為末摻之内服通藥方列于後一劑
以班猫七個為末放入通藥碗内服之製班猫法列後服此
湯藥一劑之後每日只服六一雄黄散方列于後一日服
三次一次服三錢七服之内每服再得班猫末一個
同服尤妙如無亦可但服六一散必須服一百二十
日方止此一百二十日切記忌葷每日最喜麻油拌
韭菜吃終身不宜吃狗肉能如此齋戒服藥吃韭蔗

乎可保其班猫藥鋪難求春月削田塍時有班猫頗多如比地麥地中亦多着人捉取預備以待不時之需修合救人功德無量矣

瘋狗咬傷通藥方 枳實 厚朴 大黃為末另包生泡 朴硝另包生泡 合一劑煎好服時摻入班猫末七個同服

六一雄黃散 滑石六西 甘草一西 雄黃三錢 共為末冷水調服每日服三次每次服三錢服一百二十日方止

忌食大葷為妙

製班猫法 取頭尾翅足俱全者七個用粘米一勺和

班猫同入銅鍋内炒不用鉄鍋炒至粘米赤色為度去米不用取出班猫去其頭尾翅足研為細末盡放碗内以適藥傾入班猫碗内連藥與末適服待瀉利數次後以粥補之

瘋狗咬方　鮮竹青將刀刮下細嫩竹皮搓成團乾嚼下二三團等至兩餐飯時光景大小二便通過内中小狗已化為血水永無後患其效甚速又且簡便真濟世良方也

又方　治被瘋犬傷者臨危急服此方救之

槐花一觔炒黑色上好生頭酒二壺入鍋內同槐花煮
一二滾取起飲醉必要出汗即愈

蛇咬

蛇咬豈可忽乎哉昔鄰郁一人夜靜更深塘內洗手
忽然手指微癢微痛彼不知其為蛇咬乃將指入口
內含之誰知毒氣攻心本夜即死然則夜間不可去
池河邊洗手也但凡蛇咬切不可含口內含之如此
悞人凡被蛇咬者不論在脚在手彼時速解布帶緊
扎緊咬口處不令毒氣攻心然既布帶緊扎緊則血不潮

而肉亦木不知痛楚可將磁瓦片刮去惡血長流水
洗淨庶免後患此外治之法也內治無過速取蛇咬
諸方服之一方恐其不效乃服一而二服二而三多
多益善服藥時必須解去紮的帶子使藥力得到咬
處若不鬆帶藥力不到服藥無功昔鄰族有一人因
割草被蛇咬指彼遍求多方而方方服過卒之腫消
痛止而愈然則治病最忌藥雜而治蛇咬每不忌藥
雜也如此人亦何憚而不尋多方服之哉然又有一
人服藥多方幸全性命而咬口只是膿爛不已奈若

何余曾見延一醫生乃係世代醫家用排膿托毒散
投之而愈正是王道之醫也尚可從之

治蛇咬方

莧菜𡐤几多多取起洗淨土注水一鍋滿不用鹽淡煮滾候溫任喫至滿喉又服盡為度

生白礬為末放在咬口處燒起火令火氣烘礬化洋封咬口處

右方乃李友在館中見館人夜出被蛇咬脚須臾腫至大腿館人以此方而治立刻腫消即愈然則此方雖甚平常而奏效甚速惟多服乃甚速耳

又方　雄黃　川貝母　白芷　五靈脂　四味各等分為細末每服二錢用熱酒調服又以白礬用滾水

溶化洗傷處效　一方雄黃五錢五靈脂一兩　共為末每服二錢好酒送下再進一服愈　一方川貝母去心為細末好酒送下二錢即安　一方白芷為細末好酒調服二錢即愈　一方吃蒜飲酒更用蒜搗爛塗咬處加艾於蒜上灸之其毒自解

治蛇咬方　雄黃一錢為末滾滾生酒調服酒隨量飲咬了手用羌活磨酒調雄黃末服咬了腳用獨活磨酒調雄黃末服

右治法先用針或磁瓦鋒刺破咬口處洗去惡血用手擦往下順擦至咬口處出些惡血黃水為妙不可往

上逆擦其喫藥時不可包紮咬口但咬口處切不可
敷雄黄蓋蛇怕雄黄恐敷雄黄而毒氣反從内攻也
此方乃係一世醫家傳屢治蛇咬得效常發善心救
世逢蛇咬者即傳之余故録之

又方 端午日製

明雄黄五錢 白礬五錢生用 二味為細末溶黄蠟成丸如梧
子大每服七丸口念七遍藥王菩薩（藥王菩） 藥王菩薩
熱水送下愈 一方細辛白芷各五錢雄黄五分共
為細末每服二錢酒下即效 一方用半邊蓮搗爛

好酒浸透汁服之即愈

治蛇咬方

嫩絲瓜葉七個即紡綠葉嫩桐樹葉七個即生桐子的葉桐子好打油的嫩土牛膝葉七個此是土藥梗方葉對節如牛膝頭故名之共三味搗爛將滾熱生酒泡出汁服服後其咬口腫處自消不用包紮閉氣如先包紮當服藥時即去之令藥力追毒從咬口出也此方鄰族吳友所傳彼謂以此方治蛇咬其得愈者不可以數計余曾以此方治一人果驗既一試而一驗則百發而百中不待言矣

又方

紫荷車取兜磨酒服渣貼患處服藥仍不要包紮令咬口藥力始得到也此味乃紙山

內及深邃山裏始有托人預求收貯聽用此味不怕陳

歌曰

一葉七枝花　名為紫荷車
取兜磨酒服　不怕斗大蛇

治蛇咬眼目昏花方

松樹嫩花蕊七個入碗內上用碗蓋着將滾水浸出汁服即愈

右治蛇咬諸方乃方方奏效但人夜被蛇咬難以尋草藥先將莧菜一方搓之如藥舖便者雄黃方貝母

方白芷方蒜方盡夜服之次日尋草藥方諸方盡服之必愈鄰族有两人為蛇所咬俱服過八九個方子两人俱全性命余既目擊故書之於篇章以示人被蛇咬者只是依前所載之方藥宜急急投之以止痛消腫為度慎毋聽人言以為藥方雜多不敢服也是自悞耳

蜈蚣咬方　雄鷄冠取血滴咬處愈　一方尋鼻涕蟲貯傷處立止痛如傷重痛甚者將蟲搗爛敷傷處立愈　一方取蜒蚰搗爛塗上立效　一方自己頭上

膚皮搔擦亦效　一方白礬乘熱擦咬處立止痛極
妙蜂螫通用　一方馬齒莧一名瓜仁菜　搗汁搽愈　一
方絲瓜根搗汁調黃酒喫立愈
蝎螫方膽礬為末再以口吐唾沫調搽即愈　一方
硃砂　雄黃　膽礬各等分加麝香少許共為末擦愈
蟢蛛咬傷方一名壁蟢此虫傷最毒急用生白礬為末塗搽
咬處即愈　一方用桑柴灰煎汁調白礬末敷愈
蜘蛛咬傷方　大藍靛搗汁入雄黃麝香少許和調點咬
處即愈

黄蜂螫方　用清香油搽即愈或用熱酒洗之立效
一方用醋磨雄黄塗之或用蜂房末搽之皆效
八脚虫傷方　其虫隱壁间以尿射人遍身生瘡状如
湯火傷用烏鷄翎燒灰鷄子清調敷愈
諸色惡虫咬傷方　薑汁先洗用明礬雄黄共為末貼
之立效
蚯蚓吹腫小児腎囊方　淮鹽錢二入温水二碗浸洗即
觧再與塩湯少許令児飲之
蜈蚣入耳　用鷄肉炒熱乘熱氣放耳邊香氣入耳蜈

蚣自出

蜒蚰入耳　蚯蚓一條貫入葱葉内即化為水將水滴入耳中其蜒蚰亦自化為水矣

蛆蟲入耳　燒酒半盞灌入耳中其蛆即死以便取耳者取去之

螻蟻入耳　用穿山甲燒灰存性研為末以水調灌之螻蟻即出

百虫入耳　川花椒研末以燒酒灌入耳内其虫即出

一方用雄雞冠血滴入耳中或用醋和膽礬灌入耳

中其手即出

吊骨丸 穿山甲（土炒成珠一錢）紫荊花（晒乾三分）乾地茄根（乾的三分）頭灰（即人頭上的膚皮五分）常山一錢 磁石（炒五分）白礬（五分）共七味俱為細末醋為丸硃砂為衣如梧子大溫茶送下二丸不論鷄骨等骨只用兩丸下喉立刻撞出骨來神效

又方 霜梅（去核取二三個）搥成指大用綿紙裹將線穿在内冷茶送下（用手扯住線頭）令嘔吐其骨即出

消鷄魚骨骾立效方 威靈仙一兩 熬釅醋成膏只用幾

匙滴入喉中其骨即消

化諸樣骨骾方　用酸棗仁研極細末吹入喉中其骨即化一方好硼砂噙口內一宿其骨自會消化

解諸樣骨骾方　用野苧蔴取根洗淨搗爛為丸如龍眼核大魚骨用魚湯下鷄骨用鷄湯下即解

治竹木梗喉方　竹管一節一頭留節入燈心在內上頭用草紙塞住將火燒紙及燈心燒過去紙灰只取燈心灰用醋調服即時全愈

小兒悮吞銅錢銅器方　苧蔴五七個搗爛食之其銅

自化　一方用韮菜数兩拌肥猪肉数兩同食其銅鐵即從大便利出　一方用硬炭為末調猪油煎熟服二三錢銅鐵即從大便出

走長路脚起血泡已破未破方　醋濕紙貼血泡上麻油燈心點数點不宜行走夜間多多點之可也若無醋及麻油單用桐油燈心點燒只在血泡上點之多多點之為妙如血泡破了出水則用生灰麺冷水調敷上微微火烘乾乾後刮去乾灰麺又敷上温灰麺頻換頻敷一日夜即走得路神效之方也

解山桿毒方　係山中野草木江右地土有此惡草木悞食之立能毒殺人或無知男女一時短見自尋覓無常取來食之立致死也急捘此方解之

山紅石榴花生山中一名映山紅取來不拘多少研末泉水調服立解

解山桿毒喫信毒喫水粉毒方

白礬一兩江子即巴豆仁五錢去殼要稱淨仁五錢用磁器碗或大瓦燈盞一個放炭火上將白礬先入碗內溶化次以江子肉入礬內以火煎乾礬水莫傷火致損江子力每宜

生些〻更效取出為末收貯聽用　礬製江子三分黃土
三錢此味早取用水飛過晒乾尤便不然臨時取用擂末嫩布篩過亦可　二味稱過合均
將鷄蛋六七個取白去黃用生的以藥末放入蛋白
内調均服之即吐不吐即瀉而愈如重者多服一二
分或致泄瀉不止當以甘草一兩切片煨湯服即止或為
鬼迷不喫藥者即用鼎訣指托藥碗右指劍訣書寫
⿺鬼雷斷⿺鬼雷未二字於碗中口念吾奉　太上老君急急如令
吔念完指敲碗一下與之喫即喫服之即愈

解山桿毒信石毒水粉毒方

、川黃連三錢為末　粉甘草三錢為末　東壁土三錢為末　三味依分
調熱水候溫調服三四碗自解
解砒霜鉛粉毒方
木槿葉　絲瓜根　二味搗汁或研水同新汲泉水
服下一二碗立解而愈
解砒霜毒方　凡中此毒之人不可仰臥恐毒流四肢難
治愈後烟酒薑椒煎炒須忌百日為妙
菉豆粉細篩四兩　黃土篩淨四兩　生鷄子清九個　共一處以浸豆
水和服即解　如有黑羊血再吞更妙　一方取渠上
燕子窠用井水三四碗放水桶內將手多多攪之以

夏布手巾如柞腐法篩去泥葉取所攪之水連灌二三碗自吐不吐再灌吐盡方醒

解鉛粉毒方　婦人打胎服之不惟不效每至欲死不能求生不得且生子多癡呆身體發瘡毒有悞服者急搗蘿蔔汁飲之愈

解諸毒方　一覺腹中不快即以生豆嚼試之入口不聞腥氣此中毒也急以升麻煎濃連飲以手指摳吐即解　如中蠱毒先取炙甘草一寸嚼之嚥汁隨即吐出仍以炙甘草三兩生薑四兩用水六升煮二升日三

服若先嚌甘草蘸汁不吐者非中毒也　一方毒在上用升麻吐之毒在腹用鬱金下之或合用二味服之不吐則瀉活人甚多

解百藥毒方　服藥過多生出毒病頭腫如斗唇裂流血或心口飽悶或臍腹撮痛者用此方

黑小豆即馬料豆菉豆各半升煮汁服并食豆即解如中附子川烏天雄斑毛毒單用馬料豆煎汁服之愈

解硇砂毒方　菉豆不拘多少研末泉水浸出汁飲下一二碗可解

解皂礬毒方　急取灰麪打糊一大碗服之可解

解中啞芙蓉毒方或致不醒人事

釅醋燉熱入砂糖灌下一二碗探吐之可解

解斷腸草毒方　抱鷄蛋不成鷄雛者　即抱母雞抱不出小鷄的壞鷄蛋

取來研爛同麻油呷之或灌下喉嘔出毒氣可生或

服生雞蛋三四個總要吐盡草毒方醒　一方用白

鴨或白鵝殺滴熱血入口可救或飲熱羊血亦可救

解中菰毒方　生蘿子北方名賊蒜連根帶葉不拘多少洗

淨泥土聽用再取來龍山上黃土用二層土同蘿子

搗碎以井泉水透出白涎取出服之服後即吐不吐

即瀉立愈　一方葫蘆殼燒灰煎水喫可解　一方
治野蕈毒速飲地漿水三四碗可解真神方也
解開口椒毒方　吐白沫身冷欲絕者
~~吐白沫身~~地漿水飲之即解
解白果毒方
真麝香一分煎湯服之即解
解食牛馬肉毒方　如口乾渴發渴切不可飲水飲水即脹死慎之慎之
甘草四兩研末摻酒服盡量飲之須臾即吐或瀉無妨
其毒可解　一方治食牛肉傷飽腹內脹滿用稻草

濃煎湯服之膨脹立消奇效　一方治食牛肉毒用烏柏樹根皮酒煎同熱酒服或用菊花連根搗汁酒煎酒煎熟服俱可解

解犬馬肉毒方　杏仁兩去皮尖四搗碎爛以百沸湯和仁絞汁作三服喫或急喫冷粥一碗頃刻毒解思食

解犬馬河豚魚蟹毒方　心下堅硬或腹脹口渴忽發熱妄語以蘆根煮汁服即解

解自死六畜毒方　黃栢搗末水調服一錢或壁上黃土水調服二三錢俱可解

解食河豚魚毒方

喫河豚要洗淨血不可喫子毋多飲湯極怕塵灰入鍋內服之即脹死也

槐花炒微乾胭脂各等分同录豆粉搗爛調滾白水灌下可解服藥與荊芥大反一時不及藥者用菜子油灌候吐出毒物即痊

一方治悞中河豚毒一時危困倉卒無藥最能脹殺人宜急用白礬末以滾湯調灌能去胸中之痰惡毒可化立解

一方治河豚魚毒并菌子毒多服金汁即解金汁一時難得於地下挖一潭用水和泥稍定服水一二碗即解如有好紫金錠急服之亦可解

解黃鱔甲魚蝦蟆毒方（此三物能令人大小便閉臍下急痛有致死者）淡豆豉取一大合新汲泉水浸濃煎豉水候溫服之可解　一方治食黃鱔魚犯荊芥能害人服地漿水解之

解食鱉魚毒方（一名甲魚又名團魚如同莧菜食之即殺人）急飲藍汁數碗或飲靛青水俱可解

解食蟹毒方（蟹與柿子大反食蟹忌食柿子）紫蘇濃煎汁飲一二盞即解　一方服蒜汁冬瓜汁黑豆汁俱可解

解悞食螞蝗方

渴時或飲山澗泉水悞吞螞蝗蜞或大醉黑夜口渴悞吞者宜急服泥丸解之用泥土為丸香油為衣如菉豆大每服百丸或二百丸空心溫水送下其螞蝗即隨土而下且油滑瀉泥土螞蝗得出也故效　一方飲地漿水螞蝗亦從大便出之嗜芥菜者多有此疾宜慎之

解悞食桐油方

悞食桐油令人發吐不止急飲熱酒解之

解悞食鹽滷方

悞食鹽滷多則殺人

用生豆腐漿灌下再以鵝翎攪喉令吐出即活　一

方用肥皂搗糊冲水服下即吐出不吐亦下矣

解燒酒悶絶方 或受烟煤毒并用此方

用白蘿蔔汁灌之或熱茶灌之俱可解

解中煤毒方 北地有此症故錄之

醃鹹菜水不拘多少灌下即甦 醃菜水宜收貯瓦瓶中留存以備急用

京師一人無病冬天日高閉門獨卧呼之不起扶起来時渾身皆冷延醫至醫云六脉俱無鄰嫗来視見房中火氣大盛曰此必中煤毒也用醃菜水灌之即愈凡人家房中糊緊密不透風氣者木炭火亦能

閉氣不可不知或中火炭毒者先開門透風再以凉水灌下可解

救自刎法

斷食顙者可治斷氣顙者難治若食顙氣顙俱斷更難治全要知覺早急將頭扶住乘其氣未絶顙未冷用絲線縫合刀口以桃花散（即石灰同大黃炒如桃花色去大黃不用只用石灰）降香末松香末摻搽治之（如有現成藥末甚妙）奈一時難得迅速之際更（醫酉末）醫不及急將活雞一二隻扯下熱雞皮冷則無用將線縫刀口週圍纏護用軟絹帛并棉花扎紮之外將女人舊布裹脚週圍再纏五六

轉勿使泄氣其中自然合一令患者仰臥以高枕枕腦後使頭彎而不直刀口不開冬夏俱要避風衣被蓋煖若氣從口鼻通出方用白米一合入人參一錢薑三片同煎粥湯飲之接補元氣再延名醫商酌調治可也

五絕急症 一縊 二摧壓 三溺水 四壓魅 五產難

人遇暴疪急如風雨延醫不及無不束手待斃若口中有氣心頭尚溫者急宜按方速治免諸橫夭功莫大焉

五絶皆用半夏研細末冷水和丸如小豆大塞鼻中并搽末吹耳内心温者死一日猶可活此扁鵲法奈人不知因氣絶多不救惜哉又急於人中穴及兩足大指甲離甲一韮菜葉各灸三五壯即活

救凍死方

西北風高遇嚴霜大雪天寒地凍道途之人衣單往往有凍死者或發笑乃凍傷於心將死之候尚未臥地速將凍者着二人扯住兩手搀扶他身子令飛步行走一半里許置煖屋中不可近火烘若以火烘必死只要温酒或薑湯或熱粥灌之可甦凡

凍傷之人心頭熱微有氣仍照前法救之 一方 九

凍將死者以熱灰盛囊中熨心頭灰冷即易熱灰再熨先溫其心次以薑湯灌之可甦

冬天落水凍死者 要心頭有微氣即速脫去溼衣換乾衣包煖用米炒熱以布囊盛着熨心上冷再換或炒竈心土亦可熨如甦醒之時以薑湯及熱酒灌之即可活

淘井傷人 夏月不可淘井及古塚皆有瘴氣甚能致傷人致死即取井水潠其面并以井水調雄黃末三錢

灌之即甦　凡入井塚先投鷄毛直下則無毒徘徊則有毒先以酒數升洒之然後可入

怪症十一方

一方

乳懸　婦人產後兩乳伸長細小如腸垂過小腹痛不可忍名曰乳懸將川芎當歸各一觔半觔剉碎瓦器水煎不拘時服餘觔半切大塊用香爐慢火逐漸燒烟安病人面煎桌下要烟氣不絕令伏桌上將口鼻及乳常吸烟氣如藥盡未痊如前法再煎服再燻吸必愈如二料藥完兩乳雖縮上尚未如舊用冷水磨

萆麻子一粒於頭頂心塗片時即洗去則全愈矣

肉線　婦人產後用力太甚忽有一症小便肉線垂下三四尺觸之引痛于心此怪症也用老生薑三觔連皮搗爛入麻油二觔拌勻炒乾先以絹五尺作袋令女人輕輕將肉線曲屈盤作三四團從容納入陰戶肉乃用絹袋盛熱薑就近乘熱熨之冷則更換一日可以縮收大半次日盡收進矣但莫令折斷肉線斷則不治也

脈溢　此症人毛竅血出若血不出皮脹如鼓須臾眼

耳口鼻被氣脹合用生薑自然汁同水各半盞和服即安

行步歪斜　此症由筋軟不能束骨所致用人參黄芪白芍以補肺金苡仁虎骨龜板杜仲以壯筋骨以鉄華粉專制肝木各藥為末蜜丸早晚服之自愈

眉毛動搖　眉動目不交睫喚之不應但能飲食用大蒜三兩取汁酒冲服即愈

筋化虫嗁　人身上有虫如蟹走作聲如兒嗁盖筋所化用雄黄飛水雷丸為末各一兩掺猪肉上炙熟喫盡愈

腹中作聲　腹中有虫作聲隨人言語又名應聲虫用
板藍汁一盞分五次服之愈或服雷丸亦愈

虱出怪症　卧時渾身虱出血肉俱壞每夕漸多痛癢
難言且舌尖出血身齒皆黑唇動鼻開但飲鹽醋湯
半月可愈

大腸虫出　大腸虫出不斷斷之復生行住坐卧不得
用鶴虱爲末五錢以水調服之自愈

獨靈寶丹治男子生八脚子及婦人陰毛中生異虱作癢不堪言者
用銀杏不拘多少搗爛搽上即愈

王莖不瘻　王莖硬不瘻精流不歇用破故紙蘆菜子各一兩為末每用三錢開水調服三次愈　一方用二味為末每用二錢水一鍾煎六分作三次飲愈則住服

製血餘　頭髮婦人者更佳先用皂角水洗過再用清水漂淨務要潔淨晒乾聽用將裝好酒的平底鐔內安炭火熱着用薄薄塩泥週圍用筆塗於外面乾則再塗約五六次視其泥緊貼不落取出鐔內炭火即將頭髮塞入鐔內塞至九分滿因火氣内攻須留餘

地以便其轉氣也又將鉄絲連絡于鐔口使其髮不
得落出將泥地掘一潭另用空酒鐔一個放清水半
鐔安于地潭内其鐔口須與地平上將髮鐔倒合于
水鐔上兩口相合再用厚鹽泥封於兩口不令出氣
四圍同頂上用金粟堆滿煨一日再用白炭四圍排
揷并頂上大火一逼若鐔裂縫出烟視其烟盡為度
去火取看其血餘俱流入水鐔内矣取起貯瓶内聽
用如用時微火瓦上焙乾研末用之此味凡係滋陰
養血及帶補者俱可酌用今藥鋪中所賣者何能及

此製法

紫河車　先用水白酒內外洗淨用陳酒三觔同入砂罐內用風爐炭火一滾之後即退猛火用微火令其微熬酒乾取出須先將瓦用鹽酒浸三日[redacted]以火焙乾後將河車安瓦上焙乾[redacted]脆為度不可傷火分貯小錦緞袋內收藏隨帶身邊精神倦時取少許納口中立[redacted]刻精神煥發眼光明亮津[redacted]滿隨吞比人參十倍之功

千里脯　肉一觔酒三觔頻頻加之醬油一小鍾淡醋一小鍾鹽三錢好

花椒二錢大茴香五分小茴香五分炒木香一錢官桂五分砂仁

一錢陳皮一錢枳榔一錢草菓五分　薑葱蒜俱要整的在外茴香藥等共為麄末入夏布袋盛之紮緊口入在肉中間放之如肉是十觔將前藥等味各加三倍稱之可以煮得好不必太多如肉淡再加鹽醬油一倍不可太鹹此方可以夏月帶之行路雖千里不壞日晒更妙亦可作下酒之餚第一要晒乾硬收之如陰天用火焙乾此肉要煮極爛肉要煮時切作三四兩一塊下鍋煮不可切小了雖牛猪鷄鵝鴨猪頭蹄子俱可煮惟羊肉不煮

煮凍肉

每肉一觔塩二两醃五六日用煮過猪頭蹄子的湯煮肉候熟加椒料醬油淘盛盆内放一二日即成凍矣最妙

製凍肉

與平常燉肉無異盛碗内貯石灰缸内盖密缸口過宿即成凍矣極美

煮鴨子

專治男婦虚勞瘦弱痰嗽食物少進脾氣不起等症

人參一錢五分如無人參以沙參三錢代之為末擦在鴨肚内白术三錢土炒白茯苓

三錢陳皮一錢五分砂仁五分甘草一錢五分　要好肥大鴨子一
隻有黑頭白身者更妙如無或醬色或純白者亦可
必洗淨肚內之物鴨掌肝心等項皆用只去腸不用
將前藥味共爲麄末入夏布袋盛之紮緊袋口入鴨
肚內將肚縫密上鍋蒸半日候極爛取出隨意服之
飲酒三五杯亦妙

製衣藥鷄專治一切下部空虛腰膝疼痛兩足無力行步惟艱等症
當歸五錢牛膝五錢木瓜五錢黑豆一把　用竹鷄一隻不滿
觔者佳破腹時不見水取去內臟將前藥共爲麄末

以小夏布袋盛之紮緊袋口入雞腹中將鷄貯盆內始加好酒半觔重湯煮一柱香為度於五更天未明時服之連汁俱飲完隨意再睡服三四隻見效多用幾隻更妙

八寶粥

糯米一觔 建蓮子一觔半去皮心晒乾炒黃色 白扁豆一觔泡去皮晒乾炒香 薏仁米一觔炒 藕粉一觔 上白雲苓十兩炒 山藥十兩炒 芡實十兩揀淨 八味為細末加白糖調勻每日清晨取五六錢或不拘多少貯小銅鍋或小砂罐內加水安風爐

炭火上煮、一滾即好以湯碗盛服極妙

製杏茶

杏仁一觔核桃仁半觔松子仁四兩糯米半升白糖一觔

右四味為細末加白糖和勻滾水冲服

香茶餅　清火化痰清音香美

兒茶四兩桂花二兩薄荷葉一兩月石五錢氷片二錢

右為細末以甘草煮汁熬膏作餅噙口內黙化

法製青鹽陳皮

陳皮一觔開水浸半日去白再用滾水浸一日夜要

無辣味取起晒乾用甘草半觔薄荷葉半觔烏梅半
觔麦冬〻四兩去心細茶葉四兩加水煮濃汁去渣將晒乾陳
皮浸入汁內一日夜加青鹽四兩煮之候汁乾取起拌
兒茶末四兩柿霜四兩白豆蔻末一兩令勻晒乾入礶內每
日早晚噙化一二分清胃化痰寬胸順氣解酒毒健
脾生津　法製橄欖亦同此法

藏瓜茄

淋過石灰晒乾藏瓜茄至冬如新或地窖內藏瓜茄
菓品各物甚妙

做蠟殼 盛護丸藥之寶方也

伏天時先將黃蠟不拘多少入鍋化開須板作上薄
薄攤平放屋上晒之不論幾日視其色白即刮下又
化照前法又晒不論次數須晒至白牙色明亮為度
刮下聽用看丸藥大小呌車匠車木彈子比丸藥畧
大些為妙不拘幾個如做時將木彈子貯清水內浸
之將取晒好之蠟貯小砂礶內化開用以文火慢熬用一
長針或竹針將木彈子刺住入蠟內一浸下即隨手
提起隨手礶口上輕輕一刮刮去其尖畧冷第二次

又如前法用一風快小刀割半開口取出木彈去淨内水即將丸藥盛之又用一茶匙放灰火内煨熱熨蠟殼之口熨好第三次再浸提起不割去尖令其略似桃形有小尖其光圓可愛週圍看不出破相有此蠟殼盛護丸藥可以久留不壞

做印色

製油法用真菜油貯入無釉磁瓶内封口懸於屋簷處令其風吹日晒年分越久者越佳即一二年視其一清如水者亦可用矣臨用時約用多寡取出每油

一兩入白蠟二分真川椒三分火熬一滚即取起稍涼取出川椒聽用

製艾法用真蘄艾不論多寡每觔約可取絨七錢其法將艾浸于水缸内三五日令其土砂去淨入大鍋内煮透取出用清水漂淨烈日晒乾用稀粥湯將水過烈日晒乾如此將晒二次用藥刀切碎入細磨磨細粉用絹篩篩出取其篩出之細粉再將重絹絹篩篩水更細粉聽用其篩出之麤粉再磨再篩如前法

製硃砂法每一乳鉢盛硃砂二兩自朝至夕不住手

恨研令其無聲用吸鉄石上熨一次其鉄隨石取起拂下又復研復熨取盡砂内之鉄為度大約砂一两可得浄砂四錢存用

製銀硃法銀硃入湯碗用水渟濾其水面之灰用紙拖去濾出銀硃其碗底所沉之土取出不用一次不能浄須多次渟濾得浄聽用

合法每艾絨七分用油一錢四分銀硃七錢硃砂三錢入乳鉢内研透上用絲綿罩蓋烈日晒熱再研再罩晒熱再研如此一日五六次須烈日晒研五日為

住視其絨油砂硃或有多寡不敷之處於晒研時隨意加增若夜間存放内室亦須罩好毋致塵灰混入此為至寶一切佴色皆不能及

做硃錠

銀硃水飛淨入鷄蛋清搗好佴成錠子陰乾

香袋自己合帶的

排草二两零香一两五錢白芷一两檀香五錢庄黄五錢火酒先噴湿蒸過三柰五錢甘草三錢肉桂一錢細辛一錢良薑一錢丁香八分角茴三分蘇合油三茶匙

右俱切片晒乾磨為細末合香囊妙

香袋合賣的

零香五兩 白芷五兩 排草四兩 獨活四兩 大黄二兩切片火酒噴蒸 三奈五錢 荜茇五錢 甘草五錢 細辛二錢 良薑二錢 茴香五分 直麝香少許

蘇合油二茶匙

右俱切片晒乾磨成細末合之

窨搽頭油方

排草二錢 零香二錢 白芷一錢 三奈一錢 甘松一錢 荜茇一錢 細辛五分 檀香五分 肉桂五分 丁香三分 良薑三分 甘草二分

右合一貼入真茶油内浸之

染缸藥

大黄　黄栢　黄芩　梔子　蒼朮　厚朴　陳皮

槐花　川烏　草烏　何首烏　英粟殼　海螵蛸

右合一大貼煨水入染缸内染色愈加嬌艷

油壞白衣色衣洗淨靈驗仙方

雲頭鬼腳八個字用劍訣以右手中指二指成劍訣

寫雲頭鬼腳右旁中加水字第二字仍寫雲頭鬼腳

右旁中加流字餘俱照式書符將衣登伸擱放面盆

上或瓦鉢上俱可只內用淨水在盆內畫完八個字隨將淨水洗數下只用抖一抖水其油即去寫雲頭鬼腳右旁每添一字　水流清淨江湖河海

⿱雨⿺鬼水⿱雨⿺鬼流⿱雨⿺鬼清⿱雨⿺鬼淨⿱雨⿺鬼江⿱雨⿺鬼湖⿱雨⿺鬼河⿱雨⿺鬼海

香油沾衣

滑石研末鋪油處一宿起去　一方刻圖書石末鋪油處一日夜即去

烟油沾壞白衣

人頭上垢將手指抿下些些用水打濕放在烟油處

隨即以清水洗浣即去　一方用瓜子仁嚼碎貼烟

油上以水洗之即去

烟子黑壞白衣

肥皂取一個搓洗即去

墨沾壞白衣

米飯於口中嚼爛洗去墨跡

洗去墨跡

不論綾紬緞上墨跡用生蒜去皮搗爛磨洗之後再

用清水漂洗如新

洗去黴跡

春天陰雨夏天入黴雨發黴有班點壞白衣用梅葉

浸水洗衣即去黴跡

水天平 辯金銀銅奇方

不論金銀器皿簪環手鐲等物看不出是金是銀是銅即用水天平法辨之每金先稱一兩水天平稱法止有九錢三四分銀一兩稱八錢九分或九錢銅一兩稱八錢七分稱法用磁器盛水將物用線繫掛於戥盤之下懸於水之居中稱之立刻辨出金銀銅之

奇妙方也

〻人咬狗咬風犬咬一切〻疔瘡大毒之症具有起死之妙神方 名回生丹

真琥珀 八分 真雄精 六分 硇砂 三分 鯉魚胆 三ツ 白丁香 廿粒 黄占 匁

乳香 分 没薬 分 烏金石 分 狗胆 二ツ 狗宝 分 銀花 匁

赤金 六十張 珠砂 七分

共研極細男乳為丸菉豆大珠砂為衣白湯下

瞭然集雜方巻之四 終

醫品心餘驗録

醫品心餘驗録

本書爲中醫臨證綜合書，清孟翰撰，成書於清康熙（一六六二至一七二二）後半期。今影印底本二册，爲民國初期殘抄本。國家圖書館依據原抄封面所題書名（《西園風病全書》《痹濕二症合編》），將此二册作爲不同的書著録。本次影印將其合并，改用原書正名《醫品心餘驗録》。

形制

《痹濕二症合編》，索書號一四二九二九。抄本高十八點三釐米，寬十二點七釐米。每半葉十一或十二行，行十八至二十字不等。無邊框行格。行書抄寫，有批改句讀。

原有二册，首册封面楷書『痹濕二症合編／甲辰花月訂於槐蔭□□』。第一册卷首題署爲『醫品心餘驗録□□辨症／濕痹痙症論／古上巡西園孟翰輯著／同學弟黄承瑾樂嵩參訂／穀城雲台姜勳閣重校』。第二册封面無書名，卷首題『孟翰西園訂輯／脉會』，此實爲孟翰另一獨立的著作，今單獨影印，詳見本叢書《脉會》一書。

《西園風病全書》，索書號一四二七七七。一册。該抄本形制、字體、印記等均同上一抄本。封面左上楷書『西園風病全書／甲辰暑月訂於槐蔭書屋』，右側整個封面爲全書病名目録。卷首題署爲『醫品心餘驗録中風辨症／古上巡孟翰西園氏輯著／同學弟黄承瑾樂松參訂／古穀城姜勳閣雲台重校訂』。其下有陽文朱印『金華朱顔珍藏』『北京圖書館藏』。全書『玄』字及相關字均不缺末筆，但可見『痰』字避諱，故此爲民國初期抄本。

内容提要

該書二册，每册均有兩個書名。第一册封面題書名爲『痹濕二症合編』，卷首題書名《醫品心餘驗録□□辨症》；第二册封面題書名爲『西園風病全書』，卷首題書名爲『醫品心餘驗録中風辨症』。一般來説，書名應以卷首所題爲準。現知《醫品心餘驗録》是清孟翰的代表作之一，除上述兩册外，屬於同一書的還有如下二種，但迄今未見完書存世：一、中國中醫科學院藏《西園醫品心餘驗録》〔一〕。『西園』即作者孟翰的字。此藏本兩册，第一册封面題『雲台氏訂』，另一册卷首題『穀城姜世勳雲台輯』。『穀城姜世勳雲台』即國圖藏兩種『醫品心餘驗録』的重校核者，并非作者。二、《山東中醫藥志》〔二〕記載『《醫品心餘驗録》六卷，現僅存五、六兩卷』，但未載此殘卷的收藏處。

孟翰，字西園，陽穀（今屬山東）人。國圖藏兩册『醫品心餘驗録』，皆題爲『古上巡孟翰西園氏輯著』。『古上巡』，據考〔三〕《太平寰宇記》載：『（陽穀縣）太平興國四年移於上巡鎮。』故『上巡』即古陽穀縣治。《陽穀縣志》卷六『學校』載：『拔貢，孟翰，康熙十一年選拔，官齊東訓導。』〔四〕孟翰至今在陽穀縣被作爲名醫載於地方文獻中〔五〕。《聊城人物大辭典》載：『孟翰（一七七〇至？），字西園，陽穀城内南街人。曾任武城縣教諭，後習醫，精通醫理……一生著述甚多，主要有《醫品心餘驗録》《孟氏婦科》《脉會》《舌鏡論》《瘟疫扼要》等。《醫品心餘録》，是他多年行醫經驗的總結，所列各種病症均有法有方有藥，内容豐富，頗切實用。〔六〕』但該辭典所載孟氏生年有誤，因爲《陽穀縣志》載孟翰選爲拔貢在康熙十一年（一六七二），如何能生於乾隆三十五年（一七七〇）？根據以上文獻所載，《醫品心餘驗録》是孟翰的代表作，據其生活時代，成書於康熙（一六六二至一七二二）後半期。有鑒於此，本次影印將國家圖書館所藏《西園風病全書》與《痹濕二症合編》兩種抄本合爲一書，使用其卷首所出的正書名，并將原誤并入《痹濕二症合編》的第二册（實即孟翰《脉會》）單獨作爲一書影印。

關於該書的卷數，《山東中醫藥志》〔七〕云：『《醫品心餘驗録》六卷，現僅存五、六兩卷。卷五載暑證、消證、痿厥、霍亂、痢疾、關格、血證等二十七種；卷六載腸胃病二十二種。』此似爲檢視現存原書的記録，但未注明此二卷今藏何處。

國圖所藏《醫品心餘驗録·中風辨症》（影印底本第一册）以中風爲主，内容包括中風辨脉，以及中風後不同病程及症狀（如醒後、口噤、

〔一〕薛清録主編：《全國中醫圖書聯合目録》，北京：中醫古籍出版社，一九九一年，第三六三頁。但此書誤認《醫品心餘驗録》成書於一九三〇年。

〔二〕張奇文主編：《山東中醫藥志》，濟南：山東科學技術出版社，一九九一年，第一四二頁。

〔三〕此條資料承蒙北京人民大學歷史地理係教授華林甫考得。

〔四〕董政華等重修：《陽穀縣志》，見《中國方志叢書》華北地方第四八號，臺北：成文出版社有限公司，一九六八年，第二七一頁。

〔五〕http://blog.sina.com.cn/s/blog_5e63b0710100ce6k.html 新浪博客：《清代名醫——孟翰》，孟傳科據《孟子世家流寓陽穀支譜》『西園先生傳』、《聊城人物大辭典》『孟翰』整理。

〔六〕《聊城人物大辭典》編纂委員會編：《聊城人物大辭典》，濟南：山東人民出版社，一九九八年，第一六八頁。

〔七〕張奇文主編：《山東中醫藥志》，濟南：山東科學技術出版社，一九九一年，第一四二頁。

不語、手足不遂肌膚痛、半身不遂、口眼喎斜、小便不利并遺溺、多食、痰涎雍盛、身痛、角弓反張等），以及病因（如中臟、中腑、中血脉、中經等）與治法。此外還兼述風的其他病症，如痙病、破傷風、厥症、眩暈、頭痛等。可見此册確爲風病專論，不在原書卷五、卷六之内。

《醫品心餘驗録·□□辨症》（影印底本第二册）名稱的『辨症』前兩字隱約難辨，依據其内容，推測可能是『痹濕』二字。該册的内容比較單一，主要是『痹』『濕』及相關疾病『脚氣』『痙症』的診治。此册頗能顯示孟翰的臨證水準。其書以病爲綱，很少引用前人之説，每在『西園曰』之下，將議病、解方緊密結合，多用自己的話來解析病症、病因，剥繭抽絲，層層深入，隨辨證而出方，方之後又再解方談藥，言效釋理，如數家珍。例如書中説：『胸痹之症，人多患之。醫乃不知，誤爲心痛。至用丹溪梔、連之方，錯而又錯。』然後分析錯誤原因，指出當用通陽方的道理。又如在『五積散』方後，『西園曰：「痛痹即痛風之病也，白虎歷節皆是。以五積散治之，恐迂遠而無功。」』其原因是『五積散乃治寒之輕劑，率温平之藥，總各一錢，而力不大』，又經辨析他方，最後作者建議『以四物加烏、附、桂、膝，乃爲當耳』！從以上舉例，可窺見該書的活潑文風與作者豐富的臨證經驗。

此外，《山東中醫藥志》提及的《醫品心餘驗録》卷五、卷六，因不知藏館，未能檢視。中國中醫科學院所藏兩册《醫品心餘驗録》亦係殘卷，以傷風、泄瀉等疾爲主，其文風同國圖所藏，但作者署名有誤，第二册之後收藏者還補抄了清後期醫家的内容（抄寫字體不同），容易魚目混珠。因此國圖所藏兩册《醫品心餘驗録》雖是殘卷，但能較好地反映原著面貌，故吉光片羽，亦彌足珍貴，可供窺豹之用。

著録及傳承

該書未見清代書志記載。現代《聊城人物大辭典》《山東中醫藥志》均記載了孟翰《醫品心餘驗録》。《全國中醫圖書聯合目録》[一]著録《西園醫品心餘驗録》（書序號〇五四七〇），但誤將作者著録爲『姜世勳（雲台）編』，誤將成書年附繫於一九三〇年。《中國中醫古籍總目》[二]著録了《西園醫品心餘驗録》（書序號〇六一八一，著録錯誤均同《全國中醫圖書聯合目録》）、《西園風病全書》（書序號〇七一九〇）、《痹濕二症合編》（書序號〇七一九二），後二書的成書年均誤附繫於一九一一年，且書名按原抄本封面著録，故不能真實反映原著面貌。據後二書的藏書印記，此二書均來源於『金華朱顔』收藏，則此書在朱顔（一九一三至一九七二）逝世之後才歸藏國家圖書館。

〔一〕薛清録主编：《全國中醫圖書聯合目録》，北京：中醫古籍出版社，一九九一年，第三六三頁。

〔二〕薛清録主编：《中國中醫古籍總目》，上海：上海辭書出版社，二〇〇七年，第四五四、第五二五至五二六。

甲辰花月訂於槐堂

痺濕二症合編

醫學何餘驗錄　雜症

溼痺痙症論　古上巡西周孟翰輯著

同學弟黃承燿棨嵩參訂

鄉侄雲錫華鑑○訂

痺●

劉曰痺症甚繁古○書往二雜于中風之內以中風之屬者

後而未必盡○皆誤認誤痺類風狀之一言○而思痺為何

痺和○痺者卑也○卑云自下起者○下者地也○地濕氣也○故風

為天氣○上先受之○凡人身半以上之痺○皆屬手陽而氣每

認為真上行顛頂○溼為地氣○下先受之○凡人身半之下之痺○皆屬

手陰○而痺必不起之膝二者之因不同○風之經絡○拘攣

恒○痺在肌肉○必極痛難堪○二者之症不同也○奈何因此不

一 手足頑痺

風狀之見。絕不思熟之字。而誤認之耳。蓋痺者閉也。氣為濕所閉。而血不行也。氣絡行而濕阻之。則麻木矣。濕阻而氣衛之。邪正相搏。則攻注作痛矣。血流通則旋仍能閉也。奈濕流而寒入。則血凝澀矣。血凝澀則重滯矣。血澀氣閉。邪正濕所聚。痛入骨髓矣。濕久則熱之。甚則筋節緩肉弛。腫痛難步矣。而癱矣。瘓矣。然而當之非。豈非而所為是手。經云。風寒濕三氣合而成痺。若不合則不成也。風多則走注。寒多則痛疼。濕多則重著。三邪合而合之中有偏乎。多者也。治之之法。即以多者為主。而兼治其餘耳。蓋無痺不由濕。三者之中。惟寒以濕為主。寒者濕之所生者也。風者寒之所化者也。抑非如。凡人先有痺氣而又感乎風。或素有風氣而又

遇手濕。者有風有濕而又遇手寒。只為風濕而又濕
有濕。以為濕如。而又有寒。三氣雜揉。故形症不一。豈
知三於三中。不得其濕。則寒不得去。而風不得自息。
看此治法
手。治其濕非烏附不能開經絡。非桂薑不能溫血。
已見大意
非麻黃羌活不能得汗解。非參朮不能扶正氣。
烏可以治痺為類風而治之乎。俾前曰中風半身不
遂。或但臂不能舉者。此為痺。夫臂不舉即為痺。而
腿足之痛痠。不能行立。可知矣。知由此求之。凡人身一枝
一節。或大或小。或腫或紅。皆痺也。骨節痠痛。皆痺
也。五臟六腑。莫有一之不通暢。皆痺也。寧但麻木
而已哉。乃經之云痺千條萬緒。而未立治法。後人
不能明其症。而猜做為治方。豈思之哉。在即治法

橋亭　云臥在。當不能審思三法。尚足與醫也。

痺痿麻木不仁。者相合。而兼痿者并。麻者非痛非癢。

肌皮。云内外千萬小蟲。襍積攢亂。攢云爪此。攢云

清琳

命甚。木者。不痛不癢。自己云肌膚。如他人之皮

肉。攢云不知。掩云不覺。麻。猶知痛癢。而不知気也

知氣。也皆有久暫。云多。暫麻者。坐卧不得安。

謂之。体相壓。阻滯榮衛。血行既滯。氣亦不行故也

甚則有似木不云。暫不者亦の倭偶然相壓云

之。或偶逢寒氣。暫不曾護持。血既不行。氣久不通

故也。木躍則亦麻。云者。不過暫時。而非病也。雖久麻

謂之真

久木則病矣。久麻者因内氣虚。而復痠湊云也。

痿本不能作麻。以其阻乎氣。而氣虚。如風吹水而

丹溪語

而注經

浪自生肌肉之中。已為濕痰所據。而不麻手足。木者血為濕痰死血凝滯手內。外挾風寒。陽氣虛敗不能運動。而肉已死者。謂之木也。丹溪曰。氣虛則麻。濕痰死則木。是之矣。不仁者病久入深。皮肉不榮。或周身或四肢。唧唧木麻。不知痛癢。如絲縛初解之狀。此謂麻痺也。有血氣俱虛。但麻不木者。有虛而感濕。麻木兼作者。其周身掣痛。麻木並兼者。古謂之周痺寒氣勝者為痛痺。濕氣勝者為著痺。著痺者留不去。四肢麻木拘攣也。痛者寒氣多也。有寒故痛也。然人之一身。氣與血耳。氣血苟實。三氣豈能病人。而使之麻木乎。惟血氣行遲。邪得入之。此所以病也。即十指面目俱麻。胃中必有濕痰死血。而治法可知矣。

痺者閉也。風寒濕三氣雜合。壅閉經絡。血氣不得行也。風氣
勝者為行痺。風性善行不定。九走注歷節痛疼之類。俗
曰虎火是也。寒氣勝者為痛痺。寒氣凝結。陽氣不行
故痛。即痛風症也。濕氣勝者為著痺。肢體重著不移。
痛疼不仁。濕從土化。著于肌肉。即麻木也。經與甚多也。
時云令。皆能為邪。五臟六腑。各能受病。感于外則皮
肉筋骨受患。入于內則臟腑受病。故冬遇云云為骨痺。
春遇云云為筋痺。夏遇云云為脈痺。至陰遇云云為肌痺。
秋遇云云為皮痺。骨痺不已。復感于邪。內舍于腎。舍
肝舍心舍脾舍肺。各從其令。在肺則。煩滿喘嘔。在心
則脈不通。煩則心下鼓。暴上氣而喘咽乾善噫。厥
氣上則恐。在肝夜臥則驚。多飲小便數。在腎則

已見大意

善脹。尻以代踵（足攣不能行也）、脊以代頭（身僂不能伸也）。在脾則四肢怠惰，發欬嘔汁，上焦痞塞。又腸痺則數飲而便不出，時之飧泄。胞痺則小腹膀胱按之内疼，水閉熱蓄，若沃以湯，澀于小便，液上為清涕。蓋三氣雜合，然三氣俱殊。且但從一處，濕為一家也。曰勝則又三者之中有一氣之偏多也。皮肉筋骨脈各有五藏之合，初則在外，久則舍于其合也。又久則周合而内于藏。在外易治，在内難攻。治外散邪，治内養正。非汗不可（散邪），汗後即補；非補不除（養正）。補先須汗，故治行痺也，散風為主，禦寒利濕，不可廢。然治風先治血，血弗泰，以補血之劑可乎。治痛痺也，散寒為主，疏風燥濕，不可廢。非辛熱不足以退寒，兼用補火之劑可乎。治著

二疼此不可不
熟讀此段

痺也○利湿為主○袪風解寒不可忘○然土强勝湿○其用
補脾之味亦和○神明乎三焦之内○而能事畢矣○
中風當半身不遂○或但臂不舉○此為痺○而見一處一節
之痛○即以痺論○以風方套藥施之于痺不可也○但痺
已難治○若痺而再兼乎風○益難療矣○是之難也○
痺原有風○兼乎風劑宜治風耳○
筋痺即風痺也○游行不定○邪與血氣相摶○聚于関節或
赤或腫○或筋脉弛縱○日甚一日○流也○治以防風等湯

防風湯

防風 當归 赤茯苓 杏仁 黄芩 秦艽 葛根各二
羌活八分 桂枝 甘草各三分 姜棗水煎服

如意通聖散 治走注痛

當歸 青紅 麻黄 甘草 以上 粟殼去頂帶膈 丁香、各等分 漫火炒黄 每五錢服 腰痛加虎骨 没藥 乳香、心痛加乳香 良薑、此治痺痛之要方、

没藥散 治遍身百節走注痛

没藥研二兩 虎骨四兩炙 共為末 酒調五錢服

十全丸 治筋骨痛走注

天麻 防風 羌活 独活 川烏 草烏 首烏 當歸 以上 海桐皮 各等分 為末 蜜丸 每重一錢服

邪之所中，五脏五体，在骨则重而不举，在经则屈而不伸，在肉则不仁，在脉则血凝而不流，在皮则寒。此五者皆在躯壳之病，皆不痛也。其痛者是血脉上下寒凝汁沫，排分肉而痛，故须用归桂乌附。

血痹，邪脉痹也。尊荣人，骨弱肌肤盛，重因疲劳汗出，卧不时动摇，加被微风，得之。脉微涩寸口关上尺小紧。证：身体不仁。痹在脉，则血凝而不流矣，不流则脉自微涩。其寸口关上见小紧之然，邪风入之处，宜引风外出，桂枝五物汤还而用之矣。

五物汤

黄芪三两　桂枝三两　芍药三两　生姜六两　大枣十二枚　以水六
升，煮取三升，温服七合，日三服。一方加人参。○按，血痹、
痹之在上者也，用桂枝一和营血，而加黄芪者，恐表气之
不固，风出而又入耳。风性善行动，论或上或下，皆当立
以此方。
肾着者，骨痹不已而然也。湿邪不能伤肾藏之真，而舍
于其合，故腰冷身重，不渴而小便自利，由身劳汗出，温
冷湿得之，宜肾着汤。
肾着汤
白术　茯苓卜焙各二　干姜卜半　甘草五卜　加姜枣
脾痹者，脾中之气痹而不化，外肾之溺、溺涩不出，或云

因虛熱壅其膀胱所致者非也蓋寒濕皆為痺若是虛熱乃為淋矣此宜治肺之氣下行而痺自開用腎瀉湯、

腎瀉湯

麥冬　知母　犀角　杜仲　桔梗　黃芩　木通

桑螵蛸

熱痺者藏府移熱復遇外邪客搏經絡留而不行肌肉熱極唇口反裂宜升麻湯

升麻三錢　茯神一錢　人參一錢　防風一錢　犀角一錢　羚羊角一錢

羌活一錢　官桂三分　大竹瀝　羹服

皮痺者邪在皮毛風瘡癮疹搔之不痛宜疏風活

血、

骨痹者、即寒痹、寒多則痛、故又名痛痹、痛者

且心[illegible]肢攣急、関節浮腫、宜五積散

五積散

白芷　陳皮　厚朴　桔梗　川芎　白芍　茯苓

蒼朮　當歸　半夏各一　干姜　肉桂各五分　麻黄八分、

西園曰、痛痹即痛風之病也、白虎歷節皆是以

五積散治之、恐迂遠而無功、五積乃治寒之輕劑

辛温平之藥、藥各一分而力不大、姜桂枝炙總

五分耳、麻黄因亦少、亦止八分、治斯疾也

不甚難哉、又考痛風之方、亦不過歸、芎、芍、

地、羌、蒼、二陳、萆薢、生地、參、膝、仲、草、連、

桕、苓、芪、补骨、红花，且云幼小外感，大人内虚，又云筋属肝，骨属肾，肉损致，牵提风扑，影亦见也、筋散，用羌活、归、桂，似矣，而力亦轻，又方名消风饮，与前大同，而用二防、木瓜、只壳、半下、蠍、狗脊、五加、连、苓、杜仲，总之络病不过气血补攻，须随风寒湿热以对症，奈何仅用八寸三寸帽子实如此症也，以四物加乌附桂膝，乃为当耳。

点睛

◦丿 十味剉散　治痹在臂，血弱臂痛，连及筋骨，牵动难支，

附子　黄芪　当归　白芍　川芎　防风　白术　茯苓

肉桂　熟地　姜枣煎[illegible]　臂痛或筋脉不舒也，

臂为风寒湿所搏，或睡卧手在被外，寒邪

襲之，狀盛者以汗去其筋中之風，當血已痹，風燥之累不徵矣。尚有汗之手，故于养血之中加附子以通陽氣，用防風反佐黄芪出其分肉腠理之風，此方之至當者也，用者審之。然臂痛亦不可以寒，有瘦者，濕甚者，宜照貝，痰以為治。又有臂軟不任重者，乃肝腎氣虛，風邪客於榮衛，氣血不能周养耳。肝主項背臂膊，腎主腰胯腿膝，統宜六味丸加味治之。又有脾虛而然者，宜補中益氣湯倍參、朮加桑、此亦佳也。

烏頭粥 治痹在手足麻木不仁

烏頭生研末四小 白米二合 同煮稀粥，加薑汁一匙、白蜜二匙，空心啜之。若濕多，更加薏苡末三小，風濕末

疾，故痹在手足也。痿為諸陽之自起，根本先傷，

而周身之經絡循情失用，故此證榮衛之生乏

外，以絡之，故大能愈手足不遂及腫疾，不能舉

探原星宿　此人初受手足有痛，宜服此預防之。

薏苡湯　絡痹在手足濕流關節走注痛疼麻

木不仁

薏苡仁用多　當歸　芍藥　桂心　麻黃肥少　甘草　蒼朮

通痹散　絡身半以下腰足冰冷不能自舉，或因風

之所致，或因過寒濕而成

天麻　獨活　當歸　川芎　白朮　藁本　風（拋）調服，二不

邪在下，已過于榮衛矣，故調血而緩絡之，用藁

本也，使邪上行而散也，故曰下痛上求，毋失多

巧於絡痛也。下趨另是一意。

西國曰：痺係濕邪，傷人陰血，又痺者閉也，血不行也。人身之血遇熱則通，遇寒則凝。濕者寒之有形者也，風者濕之所釀者也。故凡痺症，皆是傷人之血。凡人身中一外之血不流，那日是痺症。然肉外上下輕重不同，而道則一也。故治痺之法，以活血為主，而或清其痰，或祛其瘀，或理其氣，無非使血之流通也。以通經絡為要，而烏附姜桂二活秦艽牛膝，無非逐邪之外，然千變萬化，究不出範圍。當毋中風濕混，失之千里之差矣。再謂人曰：中風痺痺有兩大界限，風是陽邪，傷人陽氣，陽氣上先受之，故多上巔頂，先中皮毛。凡人中風必多真陽之虛，故不能圍外，及風入于內而真陽並虧，故火發外而危也。痺是陰邪，傷人陰血，陰血下先受之，故多在腿足，易入筋骨。凡有痺症，然陰血之不供，故痛而麻木，痺之久而血皆瘀

記着

滯，故肢癢而不並也。有症相兼，於風兼痺，而痺不能兼風，何也？人中風而再感寒濕之邪，則關節痛腫，當先感寒濕，風邪自不與人相入，故腿足麻木而神智不亂也。若痺中風，又何以故？

要言不煩

知痺中之風，又因濕而生熱，熱生風，其害匪輕。熱氣直爭之法曰：治風而不清火，非治也；治火而不補氣，非治也。風為陽邪之症，陽旺而風息矣。治痺而不治血，非治也；治血而不去濕，非

明言至理

治也。痺是血滯之病，血通而痺愈矣。但二

症紛雜多端，而痺更甚，雖宜二陳切治法，而苟不握其要領，難免多岐之惑，烏足為道矣云乎哉。

控涎丹 治痺在周身走痛無定，凡人一血凝即瘀而積之于胃，則阻周身之氣，故痺多積瘀為與痰也，故以此治其瘀涎，而治血之藥猶有功焉

甘遂 大戟 白芥子 等分為末，麪糊丸，梧子大，食後姜湯下五、七丸，量人虛實用之。

栝蔞薤白半夏湯 治胸痛不得臥，心痛徹背。

栝蔞根不 薤白三兩 半夏三兩 白酒四升 作一服，同煮一升半，三次飲之。

西園曰：胸痺之症，人多患之，醫者亦不知，誤為心痛

見他高人一診，竟用丹溪梔連之方，錯而又錯，豈知人之胸中，廓然空虛，如太陽中天，尚爲陰氣窒塞，則陽不用事，未有不痛楚者，此方用以通阻，陽通而陰氣自下，如太陽出而霧散然，若甚則必用附子乾姜，以驅濁陰而然，曾有人胸中不舒，投此輒效，又曾有人患心痛，飲以乾姜而痊，又有人瘦弱似噎，服米白湯吐之而愈，噫乎，醫不識病，凡人心痛，或腹痛卒用清火理氣之劑，皆知方書之爲世俗所誤也，內經有腸偏枯一症，胸前廓不得，人方書言之，及之理，此陽氣所治之，予曾于去初早起立庭中，見陰霧四塞，霜凝如雪，曰此陰氣上逆而陽光不至也，及辰時而雲開始霽，豈非太阳气渐盛，未有不阴瞶者也。于此可知胞肠之为病及用药之道矣。

吴茱散 治肠痹寒湿内搏，腹痛满胀，气急飧泄

吴茱萸 甘草 干姜 肉豆蔻 砂仁 神曲 白术 川厚朴 陈皮 良姜 为末，米汤下一钱。

此治脾胃之药也，于肠何与焉？要知肠痹总关乎脾胃也。太阳伤故腹满，阳明伤故飧泄，经谓胃风久为飧泄，须以辛温，病由此以推，胞痹关乎肺可知矣。胞痹关乎肺，故药宜清凉也。

肾痹散 治胁肋束痛

羚角末 锦纹 多加 附子 开痹佐羚之寒 白芍 川芎 当归 红花 治血

防風 獨活 薄荷 散寒濕 加木瓜 吳萸服○

皮痺散 治痺邪在皮毛、肺主皮毛不已則漸入皮中，如蟲走，腹脇脹滿、大便不利、肺與大腸相表裏 語不出聲、肺主聲

沙參 羚角尖 麻黃 杏仁 白蒺藜 丹參

五味子 菖蒲 石羔、甘草 干姜 炒喻吉茄

古方且曰以干姜佐五味、能收肺氣之逆、恐痺仍不開也、再加檳榔 苦道 車前 麻仁 生姜仁乃妙、

巴戟湯 治冷痺腳膝疼痛，行步艱難，亦治腎痺

巴戟 附子 五加皮 川牛夕 石斛 萆薢

白茯苓　防风　防已　甘草　桂枝

犀牛散　治心痺神氣恍惚恐畏闷乱不得睡語言錯乱

犀角　羚角　人参　沙参　防风　天麻
竹黄　茯苓　升麻　独活　远志　麦冬　甘草
龍齒　丹参　牛黄　真麝　取尾　各一分為
细末　麦冬湯调下半服〇心何能有痺乎　邪及
包絡　则攝其神氣耳　今強其痺　仍是心经之
處　然亦不过清之鎮之而已　而方则未佳　然姑録
以備參

人参散　治肝痺氣逆胸膈引痛睡卧多驚筋脉牽急

人參　黄芪　肉桂　當歸　棗仁　川芎
茯神　菖蒲　秦艽　龍骨　當通肝血　喻氏
云此重[illegible]墜直入厥陰血分、而開其痰壅、此
方而加減、
温中丸　治脾痹嘔涎者
神曲　麦芽　白茯苓　廣陳皮　厚朴
只實　人參　附子　干姜　當歸　甘草
細辛　桔梗　吴萸　為末蜜丸梧子大、
每七八十丸、此方治痹之寒濕、温中理氣而
調其氣、觀此以治脾痹、而用藥之法可想、但
麦芽則大耗氣耳、

風痺之病千頭萬緒究其要不過疼痛麻木不
仁而已治之之法曰活血養氣宣風去濕散寒全
不用清火化痰間有用芩連者或于心肺之經至于
下吐之法直毫不可施而古書雜亂率庸俗之見
故再參數方以備採用

黃芪湯 治麻痺

黃芪 人參 炙甘草 各一 蔓荊子 二下 陳皮 五下

水煎服小便加澤瀉眼縮小去芍藥忌酒醋
葱蒜韭生冷之物雖治氣之恐不能效也

虎骨丸 治百節走注痛

虎骨 四兩 酥炙 五靈脂 淘 姜蚕 炒 地龍 去土 白膠香 另研

靈仙各一 川烏頭三兩炮 胡桃肉半二兩 蜜丸梧子大每十
丸空心温下
烏犀丸 治風之藥痺者
犀角 全蝎 麝香 地龍俱炒 朱砂 天麻
羌活 川芎 防風 菊花 蔓荊子各、半
姜炮 虎脛骨酥炙 龜板炙 珠 南星薑製 白花蛇酒浸
肉桂 附子炮 海桐皮 木香、 人參 當歸
牛黄 射香、各五分 煉蜜丸彈子大、每一丸薄荷
湯研化 此與活絡丹不甚相远、然不[illegible]可多
服者也、

人參益氣丸 治夏月麻木倦怠嗜卧

黄芪 人參 生甘草各五分 炙甘草三分 五味子十二粒

升麻二分 柴胡三分 芍藥二分 水煎空心服 服後揉

摩麻痺處、午前再服、黃芪八分 紅花五分 陳皮二分

澤瀉五分 水煎服 再一服 黄芪亦五分 黄柏三分

陳皮八分 澤瀉五分 升麻五分 白芍二分 生甘草一分

五味子廿五粒 生黄二分 炙甘草三分 此方呂味

亦正服法、添減法 真欺人耳 及張其文數

不覺大笑、姑存而弟製衣

八仙湯 治氣血兩虛 周身手足麻木

八珍　二陳　加　桂枝　柴胡　羌活　防風　以生薑
秦艽　如安居養心無氣作麻、以益氣湯加木香青
皮以生薑桂枝、咸可取效、惟在用法耳、

雙合湯　治濕痰死血在内作木
四物　二陳　加　茯苓　桃仁　白芥子　紅花
流歸湯　治婦人男子鬱結滯氣手足木麻痺
紫蘇　陳皮　香附　台烏　川芎　蒼朮　羌活
南星　半夏　當歸　桂枝　甘草　姜蠶、入竹
瀝姜汁　若足手麻木、延至嘴角頸面或暗
痰眩暈惡心、編身麻木、當清火開痰、以治之、
脈必浮洪實大、宜進清痰止麻飲、

消瘀止痛飲

黄連、米仁、黄芩、雲苓、桔梗、只壳、陈皮、天麻、細辛、南星、甘草。或十指作痛、胃中有濕痰死血，加二术，少佐以附子、經中有死血，加桃仁、紅花，雖作氣虛，加參、羌活治之。

附子湯 治十指痛痰麻木不仁

附子、木香各等分、每用三錢，薑煎服。此方意以附子開經助陽，木香和胃行氣，各走其功而歸同其功、薑以加炙，但木香不可見火。

祛風散 治血受風濕遍身麻痺不仁

生川芎　白朮　白蒺藜、甘草三分　黄芪　人參

附子　當歸　白芍　蜜丸梧子大、每五十丸、酒

風熱血燥、皮膚搔癢、手足麻木、宜滋而

潤之、非癘風也、用下方、

當歸　白芍　川芎　生地　黄連　黄芩　天麻

防風　荊芥　細辛　甘草

不仁者、不柔和、不痛癢也、由于氣血虛弱、正氣為

邪所痹、或遇寒厥如死屍而鬱且冒也、用麻

黄各半湯、或大劑參芪加羌活姜汁、設

汗出如油、喘而直視、則不治、如兩腿麻木、沉重

如、多汗、喜笑、流涎、身重如山、語聲不出、此

下元虛而火升，亦非痹也，宜下方

黄芪三兩 當歸三兩 蒼术四兩 陳皮五兩 藁本三兩
柴胡三兩 升麻 黄柏炒 知母 五味子各一兩 甘草二兩

為粗末，分十服，水煎，少待以飯壓之。然不加參

仍為未善。

皮膚間麻木，乃肝氣不行也，宜下方

黄芪一兩 白芍炒 陳皮五錢 炙甘草一兩 水煎服

痹症乃内外風寒濕邪襲，然在外者也，久而内舍則在内矣。予居在外之痹不一，而在内者未見多也。蓋痹止在皮肉筋骨，而不即干臟腑，然止肺腸胞等症，則又易入于内也。大抵與中風不同，蓋血痛者

有陰陽之分。理固然是。陰性急，陽性柔。執留不散，惟人亦然。剛急之性暴而易發，陰緩之性柔。帶纏綿而病，而推原病源，有內外之外。用藥自有總括而論之。列方之三痺五痺，不可不[redacted]詳論也。

三痺湯 三痺者風寒濕也。氣血由之凝滯，手足拘攣。此痺之見乎外者也。

人參 黃耆 當歸 川芎 白芍 生地 杜仲
續斷 防風 桂心 細辛 雲苓 秦艽 川夕
獨活 甘草 薑棗煎服。○此方多用補藥，以羌活之風劑合濕，桂心勝寒，辛活通腎氣，亦方善矣。然去汗味，以開之力薄而疏。治三氣

云數宜參云而不得明例也、

五臟湯　治臟之入舍于内者

參　白朮　茯苓　當歸　白芍　川芎　五味

細辛　甘草　水入心腎肝　倍參苓歸芎　脾肺

倍五味朮　再肝加棗仁柴胡　心加遠志茯神麥冬犀角　脾加厚朴只實砂仁神曲

肺加桑、紫菀杏仁麻黄　腎加獨活肉桂牛夕杜仲黄芪萆薢蚧

古法補正以勝邪、凡遇此症、脈大而濇且急、皆

痺也、肺脈微、肺之症、心脈微、心之症、右寸沉濇、

虛之症、左寸洪、血之症、右關弦而濇、肉之症、左

關弦緊、數沉浮皆有力、筋之症、浮而濡、氣虛

也、浮而緩、濕也、痛也、浮而緊、寒也、痛也、濇而芤、死

血虚不足、関前浮濡、脉在下上候、関後浮濡、脉在下候、又曽遇沉而伏、濇而小、細而緊者、此又看其邪之軽重、虚実也、

○○湿病

天有六気、湿居其一、合風寒則為痺、合暑熱則為泄痢、在上則熱甚、在下則腫痛脚気、在中則脹満、又為疸疾、甚至鬱于中焦、口眼歪邪、顫手中風、是湿之為患、伝往而非是也、又合暑熱為三気病人于夏後、而特烈傷人于燥前、而偏毒、則湿又非可一例書也、噫、六気未有不相因相合、凡病亦未有不兼三気者、善医者当而考之、又貴合而詳之、

故多歧辨證而又一貫以求治法也非傷寒之存
何以施之雜症而齊驗雜症之病例之以傷寒而
多同然則天地之六氣五行人之六府五藏相通
相參若以性情爲制化陰生尅施補撤理固然
也又何可執刻舟之見而膠柱鼓瑟不知變
以求症則治法不明治法不明則藥無次而在
心之變化不神此所以乎症之所在而攻其偏其
屬乎一氣者即附其內而不另別其方云西園曰
余于陸氏諦究濕症靜思内經攷天地之理
蓋長夏者太陰濕土之氣也當令于長夏寄旺于
四季此濕之本也自風矣論之又乃天地鬱蒸
之氣方其升騰于上靄結而未開雖寒天

值天亦覺其濕暖，此濕氣之熱者也。及其布護于下，流演而歸散，雖暑月值天亦覺其寒涼，此濕氣之寒者也。熱者多中于氣虛之人，奔而為濕熱之痰，頭面不累，四肢浮腫，轉側不便，是濕熱之于脾，故氣虛之人中氣不足，而濕歸于脾家也。寒者多中于血虛之人，受而為寒濕之痰，關節不利，一身疼痛，之人筋脈拘攣，步履遲滯，日之以痛甚，是入于筋骨，血虛之人濕血不榮，故濕乘于經絡也。挾風則頭目昏眩，心煩嘔噦；兼寒則拳攣掣痛，發汗惡寒；帶熱則煩燥引飲，肚腹脹痛，有瘕則嘔吐下流，泄声如撞錯，宜以氣血虛受濕而至，而兼風寒熱，故多兼仰滯之。如清燥濕等湯。其有不因鬱濕之氣而得病，必冒雨而行，涉水而去，或露臥卑濕之地，或著汗出沾濡之衣，漸漬于肌肉之中，遂入骨髓之內，流衍于皮肉之間，牢纏于腰臂之所，則肌膚冷而骨髓痛，脾胃傷而腰臂痛，兼乎風痰則麻而不仁，兼乎死血則木而不充，動乎鬱火則腫而難忍。風濕相搏，一身盡痛，在表之邪也，宜除濕羌活湯。身沉腰沉，腰之濕熱也，用蒼柏朮。附于脊骨腰下痛，濕熱之流注也，柏朮蒼白朮除濕氣。作痛腫脹黃濕，脾胃受濕，身重倦怠。

蒼朮脊痛、項強。頭如裹、項似拔、上冲頭痛、足太陽
並云經不行。勝濕湯 濕寒濕客于經絡、腰脚痿痛、渾身
麻木、散之積也、皆濕云濕于外也、其不因外而爲
其如肉傷生冷、而熱云鬱、致肚腹腫脹、甚則水
鼓脹滿。或通浮腫。按云如泥不起者、此皆自內
而出也。按云痛、指而起者、此皆自外而の者、自內者。
內中濕。緣脾土本虛。再食水冷、厚味、則停于三焦。
而溢于肌肉。防風除濕湯 自外者、外中濕。外感濕氣、頭
重、倦痛の、故倦怠。腿膝腫痛、身重浮腫、大便
泄瀉、小便黄赤。濕湯 實除 虛致、人獨居齋東南之人、濕屋 佳湯
瘦之人、生熱之生風。濕湯 當清燥湯 大抵濕者、火土相蒸之氣。
如必用乎收非收、則火焚土燥、安得有濕。故治法

指出藥
令人有所
下手

宜利小便或輕汗以散之或清燥以除之俾濕去治濕不利小便非其治也又濕隨汗去故也然小便清白者利之則重虛大發其汗則濕不去而反成瘧而不慎歟。治濕之劑不過健脾除濕治之者茯苓、豬苓、澤瀉、車前之類。或因濕生痰則二陳湯治陽分若見陽虛然以附子。若隨其寒熱虛實以及病之在上在下、或內或外而治之之道盡於是矣。

不分金見證
症候也有
二便見

清燥湯

治濕何為而清燥、蓋濕熱傷肺、未有不轉而為燥者也、此方治氣虛濕熱肺金受邪絶寒水生化之源、小便赤少、大便不實、腰膝痿軟、口干作渴、体重痺木、頭目眩暈、飲食少思、自汗盜汗、倦怠氣促、

黃芪錢半　五味九粒研　神曲炒　豬苓　柴胡　炙甘

草各二个 白术 麦冬 陈皮 生地 泽泻
茯苓 人参 当归 升麻三下 黄柏一下 酒浣 水煎
服
渗湿汤 中湿而肿胀泄泻脾受湿伤
苍术 白术 去湿 茯苓 利水 陈皮 猪苓
泽泻 香附 砂仁 厚朴 甘草
姜三片 灯心十尺 水煎
除湿羌活汤
羌活 止痛 防风 散风 升麻 柴胡 去表邪 苍
术 去湿 各二个 水煎

蒼朮煎

蒼朮兩 泔浸 黃柏五錢 鹽水浸 加葱三枝煎空心服

白朮膏

白朮兩 酒煎 中濕痰痛不能轉側及皮肉痛

出方大效

蒼朮膏

一味熬膏 白湯點服

蒼朮

以之治濕之類劑也並皆解散而不至于過大

抵風濕二症多為人患有陰陽之不同風陽邪也

故上先受之濕陰邪也故下先受之俱從太陽

可汗一證

膀胱肉入、風居其標熱、濕困其本寒、故風傷衛氣、濕流關節、風從陽而親上、濕從陰而親下、風無形而居外、濕有形而居內、上下內外之間、邪相搏擊、故頸汗出、惡風短氣、發熱頭痛、骨節煩痛、身重微腫、此非汗以散之不可也、但汗發不宜常同、用麻黃湯必加白朮（定裡）薏苡以去濕、用桂枝湯必去芍藥加白朮、甚者加附子以溫經、取汗、亦催徐徐微汗、如驟則風去去而濕仍存、必無風則濕不去而徒損氣、若風濕相搏、則又不可汗、此所用辛熱壯氣之藥扶陽以逐其濕、凡見短氣無邪、恒其痰正、尚虛

一六〇

其胸中阳虚，凡见汗出微喘，是为阳虚……
当处实真阳欲脱，此而设用一派敛之药矣，惟

治之法

参术茯苓治之而已耳，或加附子亦可也。若有
外宜汗者，如风湿相搏，痛于一身，居痛，发热
日晡所剧者，此夏月久伤冷而闭其汗也。日晡
所剧，病在阳明，阳明与太阳为表里，外合肌肉，
风湿客之，即为半表半里，肌肉尽痛，即在表
之邪未除，故宜汗之。湿在中不可用下法，不可
下者，恐虚其胃气而湿邪反上属也。若湿
流关节之痛，脉见沉细，非有风邪相搏，只
是湿痹，闭其身中之阳气，利其小便，则阳
气通矣。设小便利而尚不解，乃阳气为湿所搏

或但頭面有汗身中無汗欲得被蓋向火者

不可下一種

得微汗云云而陽氣經通然若其人無有溼而小便清白者故處寒也則小便不可利汗云而又恐陽脫是溼無可出云云矣不知溼邪不以汗解也驅云使溼二陰而出小便即不可利非下云而矣

溼下之法但下利以溼從下云云用附子合細辛大黃以通之耳世俗無知凡見人用附子便舌咋口噤豈知身陽勝則輕矯溼勝則重著今身重如此百脈痛楚不能轉側當非附子烏能回陽勝溼也故在

佛心換出表之溼而汗出用附子合桂枝以驅之外

神手峻黃出也在裏之溼而下出用附子細辛合大黃以驅之下

解在中云濕因風附子白朮以燥其中焦若濕

闌元錫、正以附子云也、去一濕耳、得之有效然

然不下、又有效然然利云又有何、又有不行效歟

然風藥可左權而執一哉

麻黄湯加白朮四兩 麻黄三兩 桂枝二兩 杏仁七十個

炙甘草一兩

桂枝湯加附子炮三枚 桂枝四兩 生姜三兩 甘草二兩 棗十二枚

白朮附子湯加白朮二兩 附子一個半 生姜一兩半 炙甘草一兩

棗六枚

甘草附子湯加甘草二兩炙 附子二兩 白朮二兩 桂枝四兩

皆金匱之方，以麻黄加白朮，解表裏之濕熱，二非汗不解，濕非燥不去，以桂枝加附子，今爲陽虚之濕，去桂加附子，因小便自利，恐桂再走其津液，觀古人之立法，可以悟矣。

勝濕湯 治脊強項痛，似折似拔，上沖頭痛，乃足太陽之經不行

羗活 獨活各一錢 藁本 防風各五分 蔓荆子三分 川芎二分

甘草炙 黄芪 白朮 防己各一錢 姜棗煎服，治濕。

而用風藥能燥濕也，巔頂之上，惟風可到，故用藁本。

但朮茯宜多用，再少加以汗乃解，濕之甚而熱汗之易而下之難，故用表散。

防己黄芪湯　此風濕相搏，骨節煩痛，汗出氣，
小便不利，惡風，既用甘草附子，濕經散濕矣。若止風
濕相搏，客在皮膚，則脈浮身重，汗出惡風，此衛
外之陽虛，而內之真陽未蔽也，故用此方而不用附子。
方下云：服後當如蟲行皮中，從腰以下如冰，煖坐被上，
又褚以被圍腰以下，溫令微汗，差。蓋汗出乃陽虛自汗，
腰以下之陰氣出也。如蟲行者，朮能逐之，濕氣欲
出而衛外之陽尚不足以勝之也。又以法令下汗出，此
痙之輕者，故以輕治，較之去桂加朮用附子，服後身痺，
如蝟刺之狀不同也。
黄芪　白朮各二　防己半斤　甘草八下　姜　棗　以上二方俱
與傷寒相參

柏朮の製丸

川黄柏四斤 酥炙一斤 乳浸一斤 童便浸一斤 塩水浸一斤 蒼朮二斤 青皮 製法用川椒五味故紙当帰各炒、蒼朮八両、用朮去椒等蜜丸梧子大、毎五十丸空下、蒼朮歛手除湿、黄柏力傳陰火、直陰抑火、能除周身之湿、

生附湯 治湿留下部、腰膝痛疼、両足無力歩履艱難、

附子 蒼朮 香附 白朮 乾姜 杜仲 牛夕、

茯苓 厚朴 甘草 老姜 煎

西医曰、湿之為病至繁、縁係太陰之気、凡病多兼之、故遇風則為風湿、遇寒則為寒湿、遇熱則生燥則

土爲熱濕燥濕，在內者生于脾胃，在外者生于水濕，
痰多、骨節煩痛、肌肉腫痛、木痹、嘔吐泄傷，甚至天
之時令夏秋之間，君相二火與太陰相合，則人病濕熱
甚矣。蓋天氣暄熱，兼以日之暑熱，日蒸交結，加以氣之
鬱蒸，若風動于中，尚可解散，苟三氣合蒸，蘊變
莫避，于是體倦神昏，肌生痤痱，甚則消渴吐膿，
瘧痢並作。善于避者，淡泊靜攝，少食生冷，屏絕
慾，庶濕熱不傷金水之臟，自無咳嗽腫脹之疾。觀內
經，少陽君火與太陰濕土一類同推，可知濕熱之交合爲
患。又云濕上甚而熱，可見濕熱而至于上甚，即爲濕溫。
治之若濕甚于上，以汗出如故而止，可知濕熱鬱閉而
汗不出，但發其汗，使汗出如其故常，熱解而濕

亦無三俱散耳。但風方書多與寒濕、風濕，至于濕溫，只知治熱而不知治濕，或知治濕而不知治熱，將夏月此證濕熱二病竟遺弃而置甚矣。余摘數方以備採用。

三朮三黄湯　自行參定

黄柏 鹽水炒　黄芩　黄連 以上治熱　蒼朮　白朮 以上治濕　茯苓 利小水　澤瀉 利水　甘草 散毒　水煎服

二朮四苓湯　治濕熱腫滿，一身盡痛，發熱煩渴，二便不利，用此解表裡之濕熱兼清其熱

白朮　蒼朮 以上去濕　茯苓　猪苓　澤瀉 以上利小水　黄芩 治熱　羌活 治痛　芍藥 治痛　杏仁 治熱　甘草 散毒

[illegible][illegible]濕從下先受之，地之濕氣先中屬地之足經

心通佐
化之訣

[illegible]淋及手足如日濕流關節濕氣濡淫四肢
犹未入于臟腑也，曰隨受濕氣，濕入于太陰脾土，犹未
入陽明之胃土也，曰濕上甚為熱，則濕氣襲表入于三陽
胸背頭面之間，從上焦之陽而變為濕熱，濕至變而熱多
在夏月，豈非以天氣日之暑熱合地濕而結聚乎，于是
頭面赤腫，瘡瘍瘰癧，膿潰成大患，然從來人只知濕流關
節，至隨受濕氣，有或及之，而上甚為熱，則率不與之，內
經出治法云，汗出如故而止，妙哉，濕上甚為熱，即地氣之上為
雲也，汗出如故，即天氣之下為雨也，天氣下為雨，而地氣
之上升者，已解散之餘矣，此汗之之妙，而凡治病之機
所竟會也，濕上甚，則膀胱之氣為濕熱所壅，小便
多不利，蓋既上之濕，難于下趨，茲利之而仍恐不即去

耳。

治濕之方有以一汗一利小便，然其常也。金匱用瓜蒂散納鼻中，攝去濕熱既釀之黃水，是乎發熱面赤，微喘頭痛鼻塞而煩，邪在上焦，裏無別病，然病之輕者，故行宣利之法也。若身熱足寒，頸強面目俱赤，宜利其小便，而小便再不宜利，非下利不可矣。金匱以上甚為熱之重病，發入痙病，至危之中而有承氣之法，承氣豈可輕用哉。但頭搖口噤，背張，陽已將脫，發其汗利死矣，利其小便而津液下去，泉竭而危矣。

溫下法是

故以下為死裏求生之着耳。然有寒溫二法，陽虛者

千古秘訣

宜溫以下之，不然，經云，上者下之，邪從下而上升，不驅

云傷不息有傷云者哉將風燥寒濕燥火熱燥氣作
生之云、頭非乎裡上百穴透徹、雖向癡人說之、
傷于濕、首如裹、小筋弛張、頭者諸陽之會、氣清而
體虛也、以濕濁之氣薰蒸之、則清道不通、沉重不利、
然以粘滯之繫、滯不快、便當治之、否則濕鬱為熱、熱
留則傷血而不能養筋、故緛短而為拘攣、濕傷筋而
不能束骨、故弛張而為痿弱、因于氣而為腫、素有氣痰、
濕熱加之、氣濕熱氣衝盛、正微、陽氣衰火、故四肢
發腫、諸陽受氣于四肢也、奈何有見膝關節腫痛、
而以為風者、既不能識病、而尚望其治病哉、
西園曰、予致濕病、多端、未有及乎痿者、經云、三陽

並甚於風雨於霹靂人莫能當之其暴也夏月之間
尽湿熱合而為一人感之而病其氣互傳十百千萬人
非瘴而何治之不精其死多矣惟活人敗毒散
未病之前服之可以不染病者服之可以即愈其方
皆辛平之劑味除湿發表且云治傷寒瘟瘧風湿
風眩拘攣風痰頭痛目眩增寒壯熱四肢痛項
强睛痛瘟疫時行畢湿脚弱蓋因湿之症皆
治之也

活人敗毒散

羌活　独活　前胡　柴胡　川芎　只殻　茯
苓　桔梗　人參　甘草　共為細末　每服二不知

姜三片煎或姜湯調服。按此方除濕散
治得手本而治熱便加芩連石羔乃更得之方
法云、煩熱口乾加黃芩、經已詳之、而尚未盡悉
耳、

體中多濕之人、最易中暑、兩相感召故也、益元散
驅之、惟小便而出、所見暑濕相助為瘧、清暑最奇
不利濕也、
泄弦迫積餘等症、皆屬于濕、或腫滿、體寒、
而有水氣裹、必小便赤少不通而嘔、是濕熱
極深非寒也、經云諸濕腫滿皆屬脾土、原病
式曰、泄痢弦直積餘、痞膈中滿霍亂吐下、体
重胕腫、按之如泥不起、皆屬于濕、脈經云脈

來脾疾，身熱煩喘，胸滿口燥，發黃，此濕熱，脈洪而緩，陰陽兩虛，濕熱自甚，脈洪而動，濕熱爲痛，可知諸症，然各有其法，而不可忘是濕也。治濕之法，以理脾清熱，利小便爲上。如桂苓甘露木丸、葶藶木通治之。河間用葶藶木通散下，神芎丸下水濕，消腫脹，利小便，理脾胃，去出手足也。腹滿腳腫甚者，舟車丸下之。濕熱內深發黃，茵陳湯下之，或佐以防己黃芪。當以脈症辨之。如脈滑數，小便赤澀，引飲者，皆宜下之也。余爲濕中固多有此症，而症多有虛實，治法仍以本門詳之，不得執其一與而概施之，爲治適爲誤也。故腳氣等附余于此。

中濕有于中風相似者，其脈必沉濇沉緩，由脾胃素虛

中多痰積，偶觸時令，濕熱內搏，其痰心胸涎壅，口眼

歪斜，半身不遂，昏不知人，其治當在太陽，若作中風治，

則脾胃立斃矣。

翰思中風之症，與中濕之症，相去懸絕也。人見其筋脈拘

攣，關節不利，遂以為風也；又見其步履艱辛，麻木不仁，以

為癱瘓之症，亦曰風也；況口眼歪斜，昏不知人哉。雖載

知其濕，而見其形恩似風，則以為是風而起于濕，又以

為類中風，而非真中風也。豈知風自風，而濕自濕，可

慨甚而李戴手。余治濕症，有不占口噤，而手戰搖

者，以藿佩蘭愈之。業陽之針工有周入山流祭，

忽春僵直者，以麻黄加二术愈之。周伯者但尸
有身痛如錐刺，晝夜痛楚之，五十日幾死者，以發散
藥加附子愈之。脩園云閣九鍼有忽而一身盡痛，內外
如刺，以土積加魚砂愈之。余云僕人有手足俱癢，骨云
一身刺痛者，脈浮而濇，以十全用附子為君愈之。余友長
清云王鼎子，又有腹満如水者，膝曲臂痛极，于蓬萊
遇二人，忘其姓名。大抵濕生痰二集風是因濕而為
病，非日風也。濕在內者治乎內，濕在外治乎外。扶痰
扶痰，種種不同，治亦不同。余于此道，不过下土尋路，惟
恐多迷，何敢謂有得，而實深愿知不通之人
故因古今之事而偶述之，以質于高明。

頭痛辨

在后 太阴 在額 阳明兼挾鼻而齒 兩角 少阳 頭頂而多吐涎沫 厥阴

○脚氣

脚氣者、濕熱在足、壅塞而氣作痛、拘急之狀、類乎傷寒、故俗曰脚氣似傷寒、但發熱、脚軟弱赤腫爲異耳。亦有不腫者、曰乾脚氣、緩縱不遂者、曰緩風、痛痿不仁者、曰濕痺、轉節拘急者、曰風毒、有一狀則立一名、要不離乎濕之、濕熱壅塞、故不可補、孫真人云、脚氣皆由氣實而死、無服藥致虛而殂者、然崔氏以八味丸、治入腹脹痛、則又何也、此可知須用虛實之道矣、

陸氏用方

蒼朮　黃柏　赤苓　牛膝　木瓜　木通　檳榔　甘草
漢防己　黃連　苦參　各二錢　水煎服。其紅腫屬，用大
黃、朴硝、寒水石、雞子清調搽。若濕熱之氣留于肌
肉之中，宜急治之，久後而氣上行至心即死。
脚氣之症，以脚濕爲主，其脈有八：浮弦兼風，濡弱濕
氣，遲澁有寒，洪數熱鬱，風汗濕滲、寒、鬱熱下，此病
濕燥爲本，亦有食積流注，有風濕寒濕之不同，以二朮
防己川芎爲主，或六物附子湯，或當歸拈痛散，氣鬱
甚，舟車丸、除濕丹，有飲坎、[illegible]鬱導飲丸，解表麻
[illegible]加木瓜，若欲解

以大黄[illegible]加羌

活、天麻、黄柏、南星、疏風養血、用独活、寄生、膝、春夏氣

溢而腫痛者、五蘇散、加五味子、皮、木瓜、檳榔、川楝子、延

而紅腫者、敗毒散、加木瓜、蒼朮、秋冬月、五積散、加木瓜

牛夕、檳榔、吴茱萸、皆能止疼、選用、

六物附子湯　治湿氣流注足太陰經、骨節煩疼、四肢拘急、自汗、氣短、小便不利、手足浮腫

附子　桂心各四　炙甘草　白朮　茯苓各三　每用四錢加姜

棗、寒湿氣勝、疼痛不仁、著痛痺症、脈沉遲者

並治、

當歸拈痛湯　湿熱為病、肢節煩痛、肩背沉重、胸膈不利、遍身痛疼、下注足脛痛

歸身　防風酒洗　知母酒洗　茯苓　澤瀉　猪苓各三

羌活 甘草 黄芩（酒洗） 茵陳（各五分） 人参 升麻
苦参 葛根 蒼朮（炒各三分） 白朮（一分半） 每服一两水煎
此方滲湿清血去熱而称平穩，但人参似乎可减，苦
曰謂藥过寒，用此以固元氣，然節度退敵，何用
覘軍容乎。

舟車丸

川軍（二兩） 甘遂 大戟 芫花 青皮 陳皮（各一兩） 牽牛（四兩頭末）
木香（五分） 水丸梧子大，每服六七十丸，白湯下。此藥能下十二
經之水，腸以胸上下左右無所不利，然甘遂戟芫藁
皆惡劣不可馴，此以毒藥治病也。若施于濕盛氣
實之人，或新得病時，状盛而非膏粱，果有推廓之
效。設誤用之，反殊有不[illegible]

知乃燥云事乎、

除湿丹 治諸湿客搏腰膝重痛足脛浮腫筋脉緊急、津液凝滯便溺不利并瀝疼癰疽洪瘡、

檳榔 甘草 葳靈仙 赤芍 葶藶各二両 乳香、没藥一両

牽牛一両 大戟三両炒 陳皮去白二両 青皮 澤瀉各二両 麪糊丸、

梧子大、每食前温水下五十丸、忌湿麪、此丹下水

除湿較平、

東垣枳實導飲丸 治食積痰飲流注

白朮 陳皮 澤瀉 茯苓 神曲 麥芽 薑黄各一両炒

只實二両炒 巴豆霜一半 青皮 半夏各五小 湯浸蒸餅

梧子大、温湯下五十丸、此丸雖蕩之力不小、而却不

枝

致較之悪者破積其遠之尤宜乎冷飲寒積、

麻黄佐經湯 治風寒暑湿流注足太陽經腰足攣痺関節重之痛増寒発熱無汗悪寒有汗悪風頭痛眩暈、

麻黄去節 乾葛 細辛 白朮 茯苓 防己

桂心不見火 羌活 防風 甘草 毎少ゝ水煎服 有汗去麻

加芍薬、有汗者表虚也、宜用桂枝居栄、無汗去

桂加杏仁瀉児此純発散之剤、與大黄佐經

一表一裏、

大黄佐經湯 治風寒暑湿流注足陽明經、腰脚赤腫痛不可行、大小便秘、悪聞食氣、喘満自汗

細辛 茯苓 羌活 大黄炮 甘草 前胡 [illegible]

廣术 黄芩 杏仁 每末四錢 姜三棗 空心煎服

腹痛加芍藥 便秘加阿膠 喘急加桑皮紫蘇 小
小便澁加澤瀉 四肢瘡瘍加升麻

東垣導滯湯 治脚氣初發 一身盡痛 或肢節腫痛

羌活 獨活各五錢 防己 當歸各三錢 大黄一錢 只殼二錢

此少陰脚氣入腹 腹脹疼 上氣喘急 此腎經虛寒 水
來尅火 危急之症 速煎八味丸 或加火 使脚下腹
此陰虛之極 間作陰虛居 亦有退(蠲)鬱(部)盛而此扶補
之劑 還宜二妙丸

二妙丸

蒼术四兩 黄柏二兩 牛膝一兩 歸尾一兩 萆薢二兩

龜板炙一兩 爲丸、空心鹽湯下八十丸、

防己飲 此治脚氣總要之藥

防己 木通 檳榔 蒼朮 白朮 黄柏 生地 川芎

先痛後腫者、氣傷血也、多用此、加犀角

先腫後痛者、血傷氣也、多用此、加甘草梢

煎服、大便實加桃仁、小便澁加牛膝、内熱加黄連、時熱加石膏、痰加竹瀝、如攻心喘急、嘔吐不休則死、急補腎水、得腎火、扶脾氣、不用此亦准、以如物加知柏茯苓、外以附子末、貼湧泉穴、引火下降、

又重散 治風濕流注肢節緩縱腳膝痛痹、
牛膝 杜仲 續斷 萆薢 獨活 甘草
為末每調二下服、
足根、有瘀也血積散、加木瓜、血熱也四物加柏牛膝、
為三陽經濕熱流注、腳踝上焮腫、寒熱為瘧自
汗惡風、以人參敗毒散、蒼朮大黃各二下、兩腿痠
軟、發熱口乾、一切不足之症、補中益氣、六味八味、
參而用之、若兩腿腫痛、腳脛枯細、則為鶴膝
風或因寒濕致成痛痺、膝腫大不能行動、補
中益氣、去升麻、陳皮、紫菀加附子牛膝防羌

杜仲 熟地 萆薢 防已各數、常服二斤四味輕脚丸（見儒宗下）
大抵脚氣離濕熱、滲濕宜利、行而汗之、去熱宜清
而散之、壅者宜導其氣、虛者補之、又須知濕本
熱標、乃為當然、夫脚氣不過濕中一症、而虛實亦
自不同、倘誤認足弱人、脉宜洪大而濡、忌細小而遲、
六味地黄丸論方 治腎精不足、虛火炎上、腰膝痿軟、骨熱痠痛、足根痛、
小便淋閉、或不禁、遺精夢泄、水泛為痰、自汗盗汗、
亡血消渴、頭目眩暈、耳聾齒搖、尺脉虛大者並治、
熟地黄八两 山茱萸四两 白茯苓三两 山药四两 丹
皮三两 澤瀉三两 右為末、煉蜜丸如梧子大、空心
服鹽湯下、

滋陰

柯琴曰：腎虛不能藏精，坎宮之火無所附而上行，下無以奉肝木升生之令，上絕其肺金化生之源。地黃禀甘寒之性，製熟則味厚，是精不足者補之以味也。用以大滋腎陰，填精補髓，壯水之主，以摩陰為使。世或惡其陰腎而去之，不知一陽在天地之道，一開一合者，動靜之機。精者屬癸，陰水也，靜而不走，為腎之體；溺者屬壬，陽水也，動而不居，為腎之用。是以主五液。若陰水不守，則真水不足；陽水不流，則邪水汎行。故君地黃以密封蟄之本，即佐澤瀉以疏水道之滯也。然腎虛不補其母，不導其上源，亦無以固封蟄之用。山藥涼補以培癸水之

上原、茯苓澤瀉、以導主水之上原、加以茱萸之酸
溫、厚以壯少陽之火、以滋厥陰之液、丹皮之辛寒以
清少陰之火、还以奉少陽之氣也、滋化源、奉生氣
天癸以其既矣、壯水制火、特其一端耳、

○痓症

西圃曰、病至手痓危症也、治之固難、而不知所以治之
則又難、據因口噤、脊項強、角弓反張、手足搐搦、以為
風也、専以續命而已、豈知陰陽兩虛、至細至微、而非續
命之所能盡痓乎、或者知其陰陽、而病之為標為本
宜下宜溫、則手不得下也、余故而斷之、痓非強也、試

痓项强皆属于湿，非湿乌能为痓乎？然湿不过重
甚，血脉不能濡通，亦至于成痓也。惟风寒湿邪气之
相合而始变为斯疾。故太阳中风身多汗，盖痓不
因重感天时之寒、地气之湿，则筋脉拘挛，是合风
寒湿而成之也。夏月人多汗，汗过发汗则成痓，是暑湿
之邪亦是疾也，而非湿非寒，则断不至是。世以有汗无
汗为刚柔治之，是仍止从中风伤寒之例，而不知三
阳三阴表里湿下之胃，故人往往而死。夫太阳行身之
背，项颈强，背反张；阳明头低视下，手足牵引肘膝
相搐；少阳一目或左或右斜视，一手一足搐搦，是三阳之
痓也。太阳传阳明，项背几几；少阳项颈强，是三阳之

痙、其病不太殊，必發热脉沉细腹痛，为太阴；若少阴则必口燥咽干，厥阴必舌踡囊缩矣，是三阴之痙也。灵枢曰：足少阴之经筋，循脊内挟膂至于项，与太阳筋合，其病在此，主痫瘛及痙，在外阳病者不能俛，在内阴病者不能仰。可见少阴太阳两相连属，不能俛者为太阳主外，不能仰者为少阴主内；太阳主外，而阳明少阳之主外可知；少阴主内，而厥阴太阴之主内可知。仲景以颈强脊强不能俛者为太阳之痙，以一太阳而该三阳；以身踡足踡不能仰者为少阴之痙，以一少阴而该三阴，何不因此而例彼乎。夫俛仰二字，即阴阳之标

的也、俛故难、能仰不能俛病在于阳也。仰故难、能俛
不能仰病在于阴也、又如背痛故善胀、尻以代踵、脊以
代头、己俛而不能仰之状、与身踡足踡一也、太阳脊背强、己
仰而不能俛之状、与头强足强一也、然则以此俛仰定阴
阳、以内外为表里、莫胃不深切著明矣、然而更难言之矣、
在表汗之、而甚恐其亡阳、伤寒误发少阴汗、则动其血为
上厥下竭、盖阳火领血而上溢、亡阴而难治、湿温外受之隐耶、
非此身中之阴血乎、但汗则动其阳、阳入湿中、为湿所没、
即云阳之受伤矣、仲景言其脉如蛇、盖脱出之阳、本急
疾如飞、方且今为湿迴羁滞、如蛇行尽力奔往而
不夭矫也、形容阳为湿陷之象至真、而况未汗之

前、惡汗頭搖口噤背張、脚攣陰縮、欲亡、而脊汗以成、必肉瞤筋惕、舌踡囊縮、背曲肩垂、項似拔、腰似折、頸筋粗勁、四末逆冷、非因汗而動下焦之陽、致陰之亡者是乎、傷寒、太陽症、見背惡寒、不待身踡、已從陰急溫而預救、其不能仰、少陰症見口燥咽乾、及下利純清水、不待項背牽強、早已從陰急下、而欲預救其不能俛者失治、至手痙、則溫之下之、不待言矣、故少陰下利、若利自止、惡寒踡臥、手足溫者可治、少陰惡寒而踡、時自煩、欲去衣被可治、皆用溫以治之、痙病胸滿口噤、臥不著席、脚攣急、必齘齒、此三焦無救邪充斥。

死不旋踵云、病阳热极而阴血亡一尽也、以大承气或愈、故用下以治之、夫温下尚如此、其当辨而识所可恃以治之矣、在里故温之、有温而汗之者、如太阳病发热脉沉而细、名曰痉、为难治、发热为太阳证、沉细为少阴脉、阳病见阴脉也、用麻附细辛之汤、苟行桂枝而孤阳去矣、缘少阴宅乎神、藏乎精、脉微即阳微、脉细即阴细、微则阳易亡、细则阴易亡、凡病皆然、阳微即不可汗、阴微即不可下、又有不得不下者、以大黄合附子、或合人参、此又不得尚用温也、揔之痉为湿邪、重闭气血、再感风寒、用续命、以有汗无汗、用桂枝麻黄、因风湿用羌活、邪去而筋自柔、至不可而宜温、不可温而宜下、反

掌生死，可粗率而為之哉。若亡血虛之痙，并產后之痙，
瘡家之痙，并破傷風之痙，不得同風濕熱而列推之
也。然症之細者，以脉象之別而明，但論症謂脉，而痙難与
論也。陰陽之理甚精，須細会其意。傷寒，脉陰陽及手陽例
生，痙又不然，痙症故強也。体強則脉亦強，断未有一毫柔
軟和緩者也。況雜手陽脉之内多，況弦況緊。少陰病脉
緊，至七八日脉暴微，手足反温，脉緊反去，為欲解，然則
痙之脉緊實，必轉而微緩，乃可愈也。夫脉陰陽俱緊，為
少陰太陽症，而見沉細，要見為少陰之脉也。又或沉遲
判然陰脉，而并微細不同，是太陽之榮血受病，不能
充養筋脉，而成痙，故脉遲也。宜益陰和筋脉，而不可

堅

以少陰居之、脈云經痙脈伏堅直上下、按之緊如弦直上下行、是伏非不見、乃至骨而後按之可尋、即沈之甚也、堅者實也、堅者弦之至也、乃邪氣堅實也、何以直上下行、緣督脈與太陽合行于脊裏、太陽邪盛、督脈亦盛、督脈行身之背、任脈行身之前、如天地子午之位、居南北之中、故其脈見則直上直下、經謂直上下行、故督脈為見之則大人顛、小兒癇、以督脈夾于脊之內、故病顛癇痙、若牽指即見直上直下、又為陽狂之疾、登高踰垣而不避直矣、可見濕邪之為陰邪、脈多陰脈、病多陰病、脈之於蹶亦是濕傷其陽、致直上下行、而不能動、故以續命汗之、而傷未安也、若單續命、內而如減用藥、其方原具、

各法不一，奈何人以今師云智為云乎，余故一一考究而
詳求其方于左，
三阳經者，以太阳谈云，仍系手三阳以旋修，三阴經者
以少阴谈云，仍系手三阴以旋修，依頸視下，肘膊相搆，
是太阴不是阴明，不可誤認。海藏云言，瘈云不一，皆濕
為本，虚家濕家血家世家瘡家破傷，皆為非濕生熱不為
是疾，但俗法不同。俗曰風殺人千家，苟逢人辨明，阴功
不小，西園自記
風木主事，不可汗，不可下，風熱合而生病，汗下損阴筋，失养
而成瘈，若汗損阳，脉失养而拘急。濕熱主事則不同，夏
著葉汗，若云汗云剛瘈，不得不以當根取其微汗，至

热深剧，或用大承气汤，盖寒不可用苦寒，用之者
拘急[illegible]牵引，湿热不可用辛温，用之亡阳也。

西园曰：考仲景治痉有三方

一葛根汤

葛根四两 桂枝二两 麻黄三两 芍药二两 生姜三两 甘草二两
大枣十二 伤寒，手多汗恶风，用桂枝加葛根而用之。
手痉病也，以邪在太阳阳明，恐伤脉气而刚痉也。
以汗解也，阳明筋脉内结胃口，外行胸中，过人迎环
口，热并之剧，作筋脉牵引，口噤不能语，葛根汤以散
阳明之邪也。

一括蔞根桂枝湯
治傷寒汗出悪風、邪在于表、痓之太阳身強、卿亦
在表、但脈若沈遅、則為湿持于内而熱不解、不用
発解肌也、宜生津微熱、和栄養衛、故以括蔞根易
葛根、去麻黄、取微似汗而不欲発其汗也、按夏月傷
寒、原不宜汗、若脈緊発熱無汗、又不得不汗、亦如此
意也、
一大承氣湯
治熱之極重難返者、非一定之法也、以痓之危、而以三方為
治非畏者也、欲人合傷寒而神会之、王海蔵辨臚痓列
可云詳矣、用之須比類而参之、

感

神术湯　治内傷冷飲外感寒邪無汗之剛痓

蒼术製　防風各二兩　甘草一兩　加葱白生薑煎服　如太阳症發熱惡寒脈浮緊者加羌活二錢　脈浮緊帶弦數者是兼少阳加柴胡二錢　脈浮緊帶洪者是兼陽明加黄芩二錢　婦人加當歸或木香或藁本　吹乳調天一散三錢　此治春夏感寒　恐麻桂二湯誤用損人而用之痓症亦輕揚發散而已　若症之重者仍用别方也

白术湯　治内傷冷物外感風寒有汗之柔痓

白术二兩　防風二兩　甘草一兩　每三錢　加姜煎　一日三服　待二三日漸漸汗出者解。○按二方一錢半、一兩半，擬以二术行濕，方成云頭痛惡風者加藁本羌活散。○羌活一錢五　川芎半錢　細辛少許

身熱月痛者。加石羔湯。石羔半二分　知母一分　白芷一分　腹痛者、
加芍药湯。芍药仁分　桂枝二分　往来寒熱而嘔者、加柴胡
枳。藁本二分　半下一分　心下痞者加只実一分　有裏症者、加
大黄一分、皆逆症加减。所治症云輕者、
桂枝葛根湯　治傷風項背强、有汗不悪風云柔痓、即
此桂枝湯加麻黄也、再去葛根加川芎治
風、治自汗柔痓、若剛痓無汗、必用麻黄可知、羌麻桂通
柴徵　治太陽云卿、往出不入、誰理夏月不用云哉、但弱者
可耳、
小柴胡加防風湯　治発汗过多、頭揺口噤、背反張者、太陽兼
陽明、宜去風养血
八物白朮湯　治傷寒陰痓、三日而腫、手足冷、筋脉拘急、
汗不出、恐陰気内傷、
白朮　茯苓　五味子　麻黄　羌活各五　桂心　附子各二分

二〇〇

良姜一下 每分不蕪矣。姜此太阴兼三阴之症治、

桂枝芍药汤治发热脉沉细腹痛此太阴之症

桂枝 芍药 防风 防己 生姜 大枣、

西园曰以上二症加减及铁方皆不出仲景之范围而以续命加减为治也、再葛根藤以妙已 薏苡原太阴经病。又须倍太阴经。治六经必兼手太阴。如桂枝续命。病其续命。葛根石羔续命是也。日 即在阴经亦宜用附子续命。参术续命。但须参酌。

羚羊散

羚羊角尖 犀角 羌活 防风 茯苓 柴胡 麦冬、

人参 葛根 甘草小半 甘菊 各二 石羔一 龙齿 各五

治阳痉身热足寒头项强直。四肢烦痛。烦燥心悸。卧睡不宁。每五钱水煎服。

麦冬散

麦冬 地骨皮 麻黄 赤茯苓 知母 黄芩 耆 白藓皮 杏仁炒 炙甘草 犀角屑 治阳痉壮热。头项强直。烦燥恶寒。面赤。每服五钱。此用麻黄亦妙。宜加石羔。

石羔散

石羔二钱 秦艽一钱 犀角屑 五分 柴胡 五分 龙齿 一钱 另研

每五钱 加豆豉五十粒。葱白连根。煎熟入件黄末一字。治阳痉头痛目眩。阳痉纯是火热之邪。故宜清解。上三方一清一下皆得治熱三法也。一方又恐其由陽明少陽、心經也。餘各證方藥甚細詳病情。俾皆治痙應。夫陰陽一也。總剛柔二也。照經絡三也。三陽症中兼陰。三陰症中有陽四也。太陽為本五也。濕固為根六也。風寒七也。燥熱八也。今定證九。

麻黃續命湯 剛痙無汗口噤筋急瘛瘲

桂枝續命湯 柔痙有汗目瞑

四物荊芥人參湯

一味荊芥散 治產家痙不可用風藥

四物阿膠湯 治血家痙

以羚防風湯 治瘡家痙

小柴胡荊防湯 治破傷痙

風濕為患。祇須命主之。此係外症。附子可用。但用須
命便宜減去。方內不對症。不宜用之藥。勿執泥反誤。破傷
鐵板不易。亦宜用之。每風濕瘡毒之。產血瘡瘍家。皆係火毒。不可
妄用汗下。及一味表散之藥。前已收備不再贅也。翰識

治牙痛神效方 毋论风火皆效惟疼〻甚者多加当归

盐花 当归 寸冬 以上各三个水煎服

風症　中風辨脉　醒後　中臟　中腑　口噤
不語　手足不遂　肌膚痛　半身不遂　中血脉
口眼喎斜　小便不利並遺溺　多食　痰涎壅盛
身痛　中經　角弓反張　風痱　中風治訣
痙病　破傷風　厥症　眩暈　頭痛

甲辰暑月訂於槐蔭書屋

西園風病全書

醫品心餘驗錄　中風辨症

古吳巡畫翰西園氏輯著

同學弟黃承瑾樂松參訂

古歙姜聽蘭雲谷重校訂

○○風

西園氏曰：六淫以風爲先，百病之長也。然設病者遇之而咋名之而來乎。責以效列抱頭走之。自黃帝以迄今日，乃至元棟，業是術者不少，而或病或不病，豈病之危且深，而原之不易乎。嗟歎不明乎病而於此求之不可也，不驗乎脈而於口中分之不能也。夫人固不能外於虛實寒熱，治之有緩急主從正反奇變，惟

明乎病之情形、以施攻補之術、独至風、刺其疾危、其
数夢、方書之載甚雜、師說互有不真、此其所以难真、
余嘗思之、風者天之氣也、有影無形、有声無質、倏生
倏滅、變幻百出、但覺其義、端無微不入、盈天地間皆是也
何以人中之而知此、其節哉、蓋氣血虚受病於内者也、風
寒易浸啓、襲於外者也、氣血既弱、則陰陽不和、榮衛既
虚、則腠理不密、水竭於下、火炎於上、經絡空疏、毛孔開豁
風邪從而入之、豈非人之自招哉、況調護不知、衛風臥地
飲酒縱欲暴怒、任情貪食厚味、晝餐湿滑、飲冷
以為壮、多思以為智、冒雨奔馳、當風沐浴、大汗行房
思慮憂飢飽勤劳、操心過慮、以致真元益散、肉腐

筋弛大經細絡日虛日損氣澀血凝延看胸膈平時若
無痛苦不知經絡既空榮衛疏虛徒存軀殼勢將不
支一旦風襲如劇寇操刀直入寢揭权臣從笑之宿舍
步轉易之際倏忽顛仆不省而滅邪氣火俄偏枯癱
瘓四肢不舉人事不知即不得死亦為廢人猶梁武之招
侯景台城之禍悔何及哉余嘗曰風者天地之氣火者人之
氣血者津之化痰者液之聚氣固血滑陰升陽降何風
之有惟內虛生火痰聚胸膈經絡之間風一入之則正氣
閉塞正氣閉則邪火起火起而痰阻之則熱甚熱甚則風
矣痰火相助而為虐譬之火起風猛風起火烈入臟則生
死莫定入腑則殘廢難療入經絡則藥餌多旋真內風

一語透骨

非外風不起外風非內風不入矣然風之生也固由於虛而
不審其為何者之虛亦含由而治之或曰血氣生痰火
或曰氣虛挾痰火究非到骨之旨蓋風之生由於陽
氣之虛也人生一點真陽藏於兩腎之間伏於水中運
乎周身惟水壯火靜則陰平陽秘而精神自治陽虛
而衛乎外之陽不固矣陽邪也風秉陽勢原易入然偏枯
不遂搐搦皆陽氣虛餒不能充灌而然若卒倒昏知其
為陽虛更審設非陽虛其人必輕矯便捷何得卒倒
仲景謂脈微而數微者陽之微數者風之熾須與邪害
空竅而見風惟善走空竅陽虛則風居空竅漸入
臟腑此惟離照當空群邪始散若不治乎陽風從

底句

不出矣、扁鵲過虢太子之尸厥曰、上有絶陽之絡下有破陰之紐、見五絡之絡於頭者、皆為陽絡而鄣但絶於上其阳之根於陰也、陰陽相纏之處而遂復破散於下、故為是之病、夫鄣阻於上、則阳不得下矣、遂散於下、則乘手上矣、豈非陽虚陰盛、而風独居乎、故中風者、因陽虚也、阳虚而風始得入、治法從可知矣、奈術自秦漢以後、方技雜陳、寥々会雖見即東垣諸公、各因一見之偏、而乏周到之識、況庸俗之狗章、山野之謬習、不幾殺盡世人乎、愚於此症、治不一人、曾遇數危症而研其療[illegible]之法、曾見不治症、而知其死之道、曾逢奇変症、而究其之之方、静思之相於大人内景、而観其臓腑、視臓腑於己之兄弟朋友、而求其喜怒悲哀性情嗜好之殊、且識生何以生、死何以死、痛何以痛、起何以履、止何以坐、然後知天下人盡為方書所謬、非方書謬人、実人謬方書、嗟乎、我之識見、不能高出乎方書之上、自不得囿於方書之中、囿於方書、則挙步皆碍矣、不揣愚昧、敢因所見而論之、

經曰風之傷人、又或為寒熱、或為内熱、或為寒中、或為癘風即大麻風、或為偏枯、或其卒僵仆不知人、四肢不挙、並無所論、由此思之、知傷寒中風條有汗脈浮緩是即寒熱、内熱之意乎、然曰寒熱則忽寒忽熱、於風瘧之

一層

何以故外内生故也、寒、中邪中寒、陽利清散乎於卒風

気卒至無寒風入胃而殘世也、癘風者是風傷燥金、偏枯者

是肢体痩削全不為用、非癱瘓之症也、灵樞云虚邪

偏客於身半、其入深者内居栄衛、栄衛衰則真気去、邪

邪気独留、発為偏枯、其浅者脉偏痛、微深只以痛不痛

変之而真去邪留、係風傷栄衛、其不易之占也、又云邪之中人

由皮毛而筋骨、由筋骨而干臓腑、故用針灸、此未及於危且

暴也、又風者天地不正之気、春夏秋冬不自其方来者、宜

謹避之、其傷人也、自背俞而入、春遇之為肝風、夏遇之為

心風、秋遇之為肺風、冬遇之為腎風、此風乗時以入五臓而

而傷乎臓気也、風入風府為脳風、風入係頭為目風、新

汗中風為首風、飲酒中風為漏風、入房汗出中風為内風、久風入中為飧泄、風皆汗出惡風、此邪之干于正也、又云傷衛未有不汗出者、汗出而惡風、故知為中風、風入皮膚為寒熱、入經絡為癘風、入陽明為熱中寒中、入之久之膚肉為不仁、此邪居而干正也、類者不同、逆因為偏、未及於暴仆癱瘓也、此伯子之症、一曰偏枯、偏枯者或左癱或右瘓、嘴眼歪斜、血氣偏枯、半身不遂、肌肉枯瘦、加之骨間痛疼、此皆論癱瘓矣、乃合偏枯癱瘓言之、總括之於氣血、二曰風痱、風痱者神知不亂、語言蹇澁、身似無痛、四肢不收、此三證言之病、故丹溪主痿同治、收斂而補之、

肥作濕痰痿、亦次救之、又云此症輕言亦可治、大凡痱
乃乘氣虛入於肢體、不可純攻邪氣也、三曰風懿、風懿
者、忽然僵仆、舌強難言、噫噫有聲、喉中窒塞、奄忽不
知人、此即中風卒倒、中臟之惡症也、四曰風痺、風寒、
濕合而成痺、類風狀、其人肉厚身頑、不知痛癢、風勝
則走注、寒勝則痛疼、濕勝則重著、在筋則屈而
不伸、在脈則血凝不流、在肉則不仁、在骨則隆重、四肢載
益尤明、世人因方云、用桂附於痱防之中、又因癱瘓手
足不遂、以痺症亦混為風症、豈知風係陽邪、傷人陽
氣、痺係濕邪、傷人陰血、風受於上、痺受於下、風之空
竅、痺著血肉、判然不同、仲景云、風之為病、當半身不

逆、或但臂不舉也、此為痺、然則腿足腰膝之麻木
是云五句痛疼、為痺而瘈、至於食癃則於中風、而有中臟、中腑、
中血脈、中經絡之分、曰寸口脈浮而緊、緊則為寒、浮則
為虛、寒虛相搏、邪在皮膚、浮者血虛、脈絡空虛、
賊邪不泄、或左或右、邪氣反緩、正氣即急、正氣引邪、
喎僻不遂、邪在於絡、肌膚不仁、邪在於經、即不克伸、
邪在於腑、即不識人、邪在於臟、舌即難言、是卒暴
强卧不知人、偏枯之肢、偏枯非因於風而然、故續命排
風、八風等湯治之、而仲景之意之致重、則在以黑散及
風引湯填空竅、空竅填而風息、惜後人不能明其旨、

不知用其法，只玩治風，殊不思虛在前，故風乘空竅，不知補虛，故風出又入，何謂以治風不得其法？又認得風

一主火

即火症，於是主乎火以為原，曰非風癱瘓，非肝木之實甚，而卒中也，由乎將息失宜，心火暴甚，腎水虛衰，不能治之，則陰衰陽實，熱氣拂鬱，心神昏冒，筋骨不用，而卒倒無所知也，及喜怒悲思恐五志有所過極而卒

一主氣

中者，皆為熱甚故也，東垣以中風之人其氣皆虛，因以

一[redacted]

氣為主，曰中風非外來風邪，乃本氣病也，古庵云凡人年逾四十，氣衰之際，多有此疾，[redacted]壯岁之時無有也，

主痰

丹溪云：因痰生於濕，則主乎濕，曰西北寒氣，為風所中，誠有之矣，東南氣溫而多濕，有風病者，皆濕生痰熱

生风也。三家虽各有所见，而理未圆通，反似以风为虚象，后人就其解而不得，遂以火气湿为类中风，置风症于不论，而治法遂谬矣。王安道辈，则两歧其说，以为遇风则以风治，遇气湿火则以气湿火治，全无主

駁去君辈见，究亦皆不能耳。夫斯症之源，虽有挟虚兼痰者，即说独为外伤风一症，发热烦躁，头痛面光，恶风自汗，风能散

一身气故也，驱散即愈。或痰涎壅盛，卒然迷卧，默不知人，咽喉作声，舌强不语，亦为中风，非皆痰兼虚之所致乎？中风之内，必兼气湿痰火，而以气湿火为类中风，则不然。类中为中[illegible]气、中食、中痰，似中风之卒倒而非风也。二子所论，原中风内所必有之症，非中风外者见

之症所謂者、風者陽邪、火者氣聚、濕者無本、氣者火根、總之

道破原頭

一無耳、總之一虛耳、病不一律、道自一貫、外風之中寒由內
氣之虛、內虛故有氣濕火之害、內有氣濕火之來、故招
外風、外風入而病起、即不入而亦起、風安有不入者哉、若謂西
北有中風、東南無中風、亦未不可、中風之病、原起於虛、
今之一身表裏上下、未必全虛、惟積虛之處、氣即不貫、故
一為風所入、而肢體於是乎麻矣、今之有濕也、亦中氣不能
運而痰積經絡、故氣一敗、而大病作矣、豈西北則無濕、東南
則無風哉、余曾見壯盛之人、汗出遇風而殂者、有年紀之
人、而枯細不盈者、曾治一卒倒痰木、神昏語亂者、曾治一
語自顛倒、形如醉人者、曾治一眩暈者、又一婦人不語汗
出者、又一婦人產後百日、忽僵臥、脈伏、澈活而癱者、風乎、

火乎、氣乎、湿乎、血虚乎、氣虚乎、據條理能貫通、隨机運智、奈何守前人之一轍、而自為疑阻乎、豈知見多理透、丹溪諸公、豈真超絶、要亦不過於岐伯畧窺一偏、恐負智量、仍未離乎奥由也、

據經云言中風、金匱云論中風、火氣湿云倡中風、當分内中外中、而全之而詳云、外者譬云外感、内者譬云内傷、兼者、就内傷外感、又當以標本定之、有風為本、而兼火氣湿為標者、有火氣湿為本、而遇風為標者、用藥自然不差、

第中云、雖不同、倡云須得法、於外中風邪者、人生禀賦有強弱、氣血有虚実、中年以後、氣血漸衰、一或虚之、則表不固密、兼以飲饌攝、則裏不充足、起居失慎、風邪襲之、岐伯謂客入其門户、故中、則為偏風、門户指大經

夫絡乃臓也、百病先由於皮毛、邪中之則腠理開、開則
客於絡脈、留而不去、傳入于經、留而不去、傳入於腑、廩於
腸胃、以漸而深、其入之門戸、未至凋敝、不若入臓之驟且
暴也、故半身不遂、世俗大拇指食指麻木者三年內定
中風、又有微者矣、仲景謂脈微而數、見風中人、必入榮衛、
入榮則榮脈改微、入衛則衛脈改數、見其人血舍空虛、氣
多亟熾、風有由表也、有由口鼻清道而入者、即中於臓、心經
受之、即卒僵仆暈倒、口不能言、蓋心屬君火、一得風邪煽
動、火愈熾矣、苟痰涎蘊積於胸膈、不過片時殊錯、
良久復蘇、如痰氣膠固、風痰相假、蔽瞀靈明、神渙
於內、發有所不免矣、此其中心經之最危而莫救者
也、必不得已、犀角南星牛黄治之、吐其痰涎、設使得宜、

然必經絡虛於氣血兩虛、內生痰氣、風邪入襲、心向可拒、
必輕客於脈、名曰中脈、其風浮散皮膚、為麻木等症、灌
到經絡、成拳攣拘急、或周身走痛、此法宜驅也、氣或
一實而免於痛、血或一處、即中手血、經云於左、即肢體癱而
癱矣、設中肝肺二經、肝主筋、肺司皮毛、中乎此則右云膊
肘指掌、不能持舉、腿膝屈而不伸、伸而不屈、動作艱搖足
跌反側、則名曰癱、是宜祛風強骨潤筋也、若在脾腎二
經、脾則口噤吐涎、撒手、腎則遺溺、額青、俱不可救、於其後
故目背牽引、口角瞤動、喎向於左、遍身搔癢、肌膚有時麻
木、在腎則耳中風雨聲、宜清其風也、又有此言痛不真、風
入心而不受、客於脈、左癱有云、何又中肺中肝也、中肺中肝、
豈止苦癱而於此其難也、摠是風大而心能拒之、左虛則經

附

左癱右瘓、則属右而瘓、説是血虚属左、氣虚属右、則又不
所、何也、左右者陰陽之道路、血氣非可判然也、醫理不明、俗医
傳口訣猜、故於辨症内、述而明之、　癱瘓俱在腑、不得以藏言、此俗庸之說
中腑者何也、風由毛孔而入、侵感於内、絡中膀胱之經、悪寒拘急
有時次傳胃於大腸、風邪鼓二經之真氣、上下齒牙胃之
故可見、甚者咬牙寒戦、口中冷涎湧出、項強、顛項沉痛、頭目
眩暈、の肢攣痓、或屈不伸、齒大脇症此宜去風解散也、中腑之
症、故以輕者六腑属陽、氣通於表、解散當是耳、中府之症不輕故与亦乎不真
然是症多出於山東、河南、若秦晋遼又自不同、天下風土有六、
分剛柔之異耳、
據傳内虚中風者、蓋痰氣湿熱蒸之於内、真陽真陰、或不
足、臓腑乖戻、迷謬見證於外、非風而似、而又不可以風治之、俗

呼類中風非也、其卒然僵仆者、忽不知人者、半身不遂、癱瘓
偏枯者、攣拏肌膚頑麻者、周身走痛、舌語蹇澁、口眼喎斜
者、妄言妄笑者、各有所因也、僵仆之症有三、一責於腎、腎水
枯少、不能制伏君相之火、又情偏勝、卒然暴發、五志之火相
煽、真氣沸騰、真陰失散、身受氣血無所統維、烏得
不僵仆乎、氣之停留過即作僵、血之凝滯即作仆、是矣、二者、
客氣蘊蓄已久、暴怒剋肝、火妄動、客氣鬱然而乘肝膽
為心之室宇、客氣掌蔽心君、渾濁辟、一身無主、僵仆必
矣、三者心經之氣血不足、痰涎伏於胸膈、郁火暴發、痰氣
攪擾、心君不能御禦、故神昏惝惚、惺中方若夢寐、氣血尚
能為用、肢体尚能不僵哉、三者雖殊、總痰火之入於心耳、清
火息同、而補虛則異、忽不知人、或死或不死、兩端不同、一日

中氣、蓋怒之氣忽中於心、迷其真性、氣閉作厥、目無視而
無神、耳無所聞而無恂、口欲言而不能、忽不知人也、當用以不死之一
日。痰在於膈痰也、中胃火也、下腎水也、胃火隆發、激揚腔
痰、卒然而升、冲塞咽喉、腎水虧乏、不能救制、神机一息之不
是治法
運、生死判矣、此宜開提氣道之劑、吹鼻而入、使有升無降
之痰、乘其升之氣、從口鼻而出、或可不死、若驟灌湯藥、咽喉
已閉塞矣、何自而入、況此不愈以堵塞不以壅治壅哉、若僵仆
此下原字字清記知治症有準
復蘇、或半身不遂、卒中之時、周身肢体經絡、氣血散漫
或痰和鬱氣、或寒邪乘虛襲之、血虛邪中於左、氣虛邪
中於右、是時也、經絡之氣血皆亂、陰血不流通、陽氣不運
用、半身不遂矣、既成癱瘓、雖亦不一、貪從身懸腎水
枯竭、飲食愈少、胃火薰蒸、春冬汗出、夏秋乘涼、寢於

当風之外、涼風襲之、用氣感之、渉寒水引、皆屬腎水之、
虧、邪入、邪之所湊、氣着虚之、骨髄腰膝腎之所司也、邪
客骨髄之中、氣血凝滞、腿足豈能主持、一経感觸、邪素在
左、即病血之而成癱、邪素在右、即病氣之而成瘓、或偏枯於
上而膊肘、下而腿膝、肉脱筋緩、漸見枯槁、其血虚在左矣、
左於肝腎之所司、上而肘膊指掌、邪逆鬱氣、濕邪風痰、
蘊於肝経、劫耗陰血、則筋骨失其榮養、附筋絡骨之
肉、因而消爍、肌膚漸枯矣、其在下於腎也、腎水涸竭、自
然内不實髄、外不養腿膝也、髄於骨之主、骨於筋之主、
筋於肉之主、肉於血之主、故相継而損也、其氣虚則在
右也、右於脾肺之所司、人之真氣生於脾、正氣統於
肺、鬱火濕痰在脾、則真氣不育、肺病則正氣失統、

皆能充肌實肉而華色者、暴感之後、手指拳攣者、
責在於胃、人之手掌十指、嫩肌細皮屬五臟六腑精英
之氣所成、故不生毫毛、指掌背皮屬於脾、故肌同四肢
上生毫毛、十指節骨絡脈纏宗筋会聚之所
也、胃氣司之、今外邪除而指拳攣、胃病明矣、不過氣
虛血鬱、及痰阻而已、或暴感之際、吐之過甚、損傷胃氣、不
能充舒於指掌也、宜調其飲食、以復其胃氣而愈、或
胃有鬱氣痰血、將遏正氣、不達於四末、必疏其鬱、化其
痰、解其血、又有喜飲投傷積痰、致胃中清氣不得達
也、宜温利融痰、俾氣暢血活、復為完體、或肌膚四肢
胸背頑麻者、責又在脾也、亦有四說、在胸在肢在腿非
濕痰則鬱氣也、在背則痰血痼毒、常常不已、寒痰無疑、

左手足大指麻者，責之在肺；次指責在大腸。右手足大指麻者，責之在脾；次指責在胃。十指俱麻，胃有濕痰死血也。

其人照常，但周身走痛，有陰陽之分。晝輕夜重者，痰客於血分，晝隨氣升降，而無停滯，通故不痛；夜則留滯經絡，痛故不通。晝重夜輕者，火邪也。邪火阻塞清氣，失升降之常，故痛屬火也；夜則陰血用事，火暫伏耳。其手足關節等處，痛而腫者，不可作風治，是痛風症也，宜治濕散火疏利之法。

言語蹇澁，有四不（止有四不足有腎氣厥不至舌一症）。言者，心之聲；心者，舌之主；心氣通於舌。若痰火鬱閉，氣不及舌，一也；心血暴虧，不榮於舌，二也；舌之兩旁屬脾，痰氣在脾，三也；舌根屬肝，痰火鬱結，其氣

不運於舌の然口眼喎斜ス左右有の說、兩目上脫。虛觸

下胞屬胃、大小皆屬心、及包絡脾胃受肝木之尅、目邪於右、脾胃被痰氣壅壞、侮及心經目邪於左、脾開竅於口、痰火在脾、瞤動不免矣。赤肌上下脾主之、痰火侵刻其氣散、火由心肝而來、口角及喎於右。由本經而起、兼心火之勢、必喎於左。總正氣急、邪氣緩、正氣引邪、故以散邪涼血藥治之。又有感風、凡百照常、而妄与笑、此火尅於心經、故心氣而多与笑、邪火相扇。熱甚則多笑矣。又感燥金、金又制木、則悲心而哭矣、急者心氣化爲痰、不仍誤爲心風也、右段須細細讀之不可一字模糊

此經歷之、与余驗之、過飲阮際矣

據世傳東南濕症、及多雜說曰凡多於濕地及好酒之人、遇天氣暄熱內外相感、亦多生此病、如卒中僵仆暴瘖

掌眛、喎斜癱瘓、語言謇澁、麻木痛疼、半身不遂、手足
拳攣、四肢痿軟、皆風也、実乃湿熱痰鬱氣為之耳、蓋
江浙楚越之地、湿天暄、湿熱侵人、有卧不免、九人以脾胃
為主、運化水穀、脾氣司之、攝持津液、脾陰司之、脾受湿
熱、津液亦湿熱、湿熱在藏府之中、一濁氣耳、有不成
痰涎者乎、痰復生熱、熱極化火、隨氣升降、藏府経
絡、無処不到、但得感觸、暴發症候、此起矣、其容顏
四肢如常、但昏厥不省人事者、此痰及火多客犯心君
注於包絡、閉塞神明、四肢僵直、不能屈伸、此痰兼客
肝也、暴發瘖目不識人、口不能語、四肢動而不用、此怒氣
觸動、湿痰流入於胆、蔽障神光也、掌眛者、晝夜顫熱

濟於粉人以痰聚於心脾胃三陽遂逆，猶靈明被遏
意氣，故但昏睡，口眼喎斜，乃濕痰之文侵心脾，脾絡屬於
目胞，心系目眥，邪氣動搖，安得目不邪乎。口云赤唇屬心，
赤唇云外屬脾，目斜而亦喎矣，其惡與風一也，皆痰聚心
脾之經而然。又有平居無恙，忽然跌倒，醒來癱瘓者，蓋
中氣已虛，痰氣久壅，氣血之中，一有所感，身遂仆地，臟
府節骨，真氣散後，濕痰乘而搏擾，以節骨經絡無處
不到，夫身之四肢運用，皆賴其氣，真陰為之，今真氣真
陰皆邪乘之，四肢豈復為用乎。然以左右俱廢，若血實氣
虛，邪即中右；氣實血虛，邪即中左。氣言語實隨於心氣
不足也。痰火入犯心君，不能入室，即犯城域，城域者包絡之
經也。心發聲及舌為之。今心失清虛，靈明之真氣又混

以痰氣、及之於舌、痰氣纏捜而失疏暢運用之机、难以婉转
曲折、故塞迹澁也、又有周身四肢麻木之症、二者俱氣虚為
主、痰在經絡之中、妨碍真氣、故作麻、湿痰滞於經絡、
無氣血混而為一、血凝氣滞、痛痒不知、為之木也、若手足 提纲
麻木者、又有說焉、凡左右膊肘指掌、皆阴司之、痰涎客於、
胃經氣分、胃者陽土、司乎膊与脚之動也、奔於四肢、軽
则麻、重则木、氣司其病、所以時作時止、在左右腿足者、
湿痰鬱於脾經、脾属阴土、司乎腿足、湿性属水、者
閫手下、便於經絡、即作木、便于緣絡、即作麻、有遍周身作
提纲 痛者、亦不同也、痰火暴發、客於血分、正氣受蒸、護衛在
外、使血無痰結、筋附骨經絡之中、則遍身走痛、夜尤甚、
[illegible]、痰涎客手氣分、血尚不病、則掣之不能内入氣

偏痿痿癖，以痿於表肌肉之内皮膚皆痛，甚至痿於之有

痛在肩背、頭額、顛頂、身重如山、目合難開、四肢厥冷、洒

寒、亥時[?]、此濕痿在氣中、遂作於上耳、子有在左、自肩肘至

指掌而作痛者、此肝火激搏、腳中鬱痿、動而離手、陰血

灌而至之肩膊也、在右乃脾火動、手右腳之痿、逆氣導陰[?]痛

在氣多、痛無休止、且痿而半身不遂者、在左者血虚也、濕

痿兼血而匡於左、血不滋養也、在右者氣虚也、痿火兼虚

同一胃而有氣血痿火之分也

而襲因經絡筋骨之内、正氣皆爲邪氣所奪也、手足拳

攣者、在手而足無恙、其病在胃、痿妨胃中、真氣不運、則

失展舒之難、故拳屈而不伸、火爍胃中之陰血、宗筋

同一脾中之痿也又有在經有絡之分也

失養、故筋骨硬而作乘[?]、手無恙而在足、則脾中之痿

也、氣血皆爲痿滯、痿在經而窒塞、故強直不能伸舒、火

在絡、使筋縮短、就則拳、又有一種病、諸症俱無、四肢痿弱、不

能互行、然濕熱之邪、在肝脾二經也、肝得濕熱而筋骨無主、脾有濕熱則肝腹虚之地、氣不能攝血、血不能榮筋、安得而不軟也、非補氣清熱除濕之劑不可矣、

西園論曰、中風之症、内經而後、獨金匱為得其要、自河間三家、各立火氣濕之論、而頭緒錯棼、因之後人妄生揣度、種種異説、以之用藥、則多方換襍、忽然忽殺、如上所考之言、有正理不紊者、有是非矛盾者、一曰卻為兩詞、一症故作岐途、既已芟支節、存而備參、不得不因所經驗知見而論之、夫風之即火也、即氣也、氣血虛弱、則痰積於身、陽氣衰肌表不固、故外風一入、而氣變為火、火再合痰、而火病斯作、非内虛而外不入、非外風焉有内痰、火亦不為斯疾矣、火氣濕為中風内之標症、中風未有不兼此者、亦為中風本症、中風未

有不固執拘泥偏惰之說偶以致見云云偏執一偏之言

哉。如內經之言偏枯，曰汗出偏沮，曰陽盛陰不足，曰胃脈

內外大小不一，曰心脈小堅急，曰腎水虛，是樞虧偏枯於熱也

病篇中，皆不言風，蓋七情飢飽房室，凡能虛其臟

氣者皆有與和。火即腎水虛也。氣即七情過勞之疲

濕即飲食傷胃也。痰即胃水虛則火上炎，陽盛而陰不足。

胃脈大小內外不一，皆因飲醇厚味肥膩以致濕痰

內積。喜怒悲恐過極，則元氣耗散。三家之與，皆在內經

之中。總不離虛之一字，而虛尤以陽氣之虛為根要。論不

拘其虛，而崖事祛風理氣，不治陽氣之虛，而惟求清火

化痰，即千利萬方，未有能痊一病者也。至於以癱瘓為氣血

氣虛則君藥理痰，血虛則御藥理痰，左右俱病則八

此用華行

診兼理瘵。尤屬不易。左右陰陽之道路。人之氣血。自左運右。自右旋左。非左有血而無氣。右有氣而無血也。而病則左右之不同者。蓋血以虛在左而瘵在右也。虛在右而瘵在右耳。治血而不治氣。則陰竭既虛。治氣而不治血。則陽無所倚。以肝腎居左。治其蘇肝腎之經則可。而不可遽忘（不可單用之藥）補氣也。脾肺居右。治其養脾肺之氣則可。而不可忘（不可單用之君）生血也。左右無氣血之均治（提以補陽為主治而調血次之）。而不可（又不可混用之藥）偏停無之也。人生以陽為主。陰盛則病。陰絕則死。陽虛則病。陽旺則愈。曾婦人之雜症者。全以氣而全愈。治男子之瘵者。以補氣兼亦調血獲安。然後知僕前方必之誤。提無又脫其瘵血。此既以藥無功也。由此觀之。治風瘵諸症。而謬執二家。以及德習之說。治瘵史而專忘祛風。以及補氣之道。則主見乖

提以補陽為主
治而調血次
之

錯而用藥無權衡矣。亦當有餘臨證者哉。

中風辨脈

西園曰、中風之脈必浮。以風數之也。故舉要曰。中風脈浮。滑兼痰氣。若或沉滑。勿以風治。蓋沉則爲氣。滑則爲痰。總見風脈之必浮耳。又云脈微而弱。中風偉然。風入榮則微。入衛則數。微數亦作浮上診之。非沉微而數也。若素有風脈急沉而微數。則魂魄將散矣。又云陽浮而滑。陰濡而弱。此名中風。勿用寒藥。或浮而滑。或沉而濡。或微而虛。或微而數。寸口浮緩。或緩而遲。大凡沉不可言風。而乃云沉而濡。不兩相背乎。風脈云沉。沉則兼氣耳。撫而論之。風云脈浮。火云脈洪。氣云脈沉。濕云脈濡。浮而洪則兼火。浮而沉則兼氣。浮而濡則兼濕。浮

墜

而滑則兼瘦。浮而緊則兼寒。浮而數則兼熱。陽虛則脈微。亦大而空。陰虛則脈數。亦細如絲。虛滑而數中痛後遲為榮微衰。虛浮遲緩。正氣不足。當行補救。急大數疾邪不受制。則死矣。若大數未至急疾。當可不死。蓋大數因實必有之脈。未便即死耳。故世傳中風之脈。浮遲吉。數大急疾凶。細小緊微危。又宮之脈者內外皆墜。諸症皆是。而中風尤甚之。以邪氣之在裏也。

治風必以脈為衡。脈清則落者。即卒中氣亂。或厥而無脈。吾所上至尺膚及面上三部。雖所下藥。若氣回必定也。看其浮沉遲數。以定病之大綱。再細診臟氣之逆從。以觀其生死。術如是。然後身任其險。

○初中

絕節

風之來也○必先有机○其以漸而深也○因昭於顏面脈○即是發風之患危○亦必有大熱煩躁之端○惜人不能識而防之耳○大窩李康常何罟○余於二年前○戒其防中風○以脈洪大而虛也○風以卒中藥[redacted]又一觀○時時畏熱汗出○与其虛不作○繼以沐而中風○經見甚多○中絡指一三○中風之患○莫過於即中藏○中腑及藏之患○尤畏於[redacted]○如眼閉（肝）手撒（脾）遺溺（腎）聲鼾（肺）口開（心）汗出如油（元氣[redacted]）痛（虛血）髮直指頭上竄○面赤如粧○汗綴如珠嗜不[redacted]宿未症也○必不得已○大進參附○亦間有得生者○苟氣以四○須竹瀝薑汁大進之○若一中其人○杯匙未下○元氣言未進○而魂魄離○苟痰冲絳宮而未入○牛黃可用○氣虛血虛胃虛之症○以消痰順氣為先○蘇合丸可暫用一二○須明是閉是脫○閉則可用○脫則惟參而已○是閉則可暫用蘇合矣○最防

胸射為患於异月。總不若顏錬息角星半為妙。設是脱則蘇合入而死矣。脱而大用參湯。須防痰阻氣道。補之莫達。苟的係大虛。口眼不喎斜。手足不偏癈。便溺不阻隔。但汗出不休。眩暈不定。氣息短促。宜用參。而佐以姜汁竹瀝。苟無監制。痰邪不泄。必為患异日。或奔癰痴耳。然過脱症。諸藥無功。惟參附可回生於萬一。當此之際。如昆陽一戰。又不宜惑於歧疑。總入別藥。須刻削藥亦無及矣。故四用藥。總以烏藥人參之順氣散佐助之。氣亦流行。風亦疏散矣。血虛之人。亦先治痰。治痰不可令盡。恐一旦胃無所養也。

風邪亦善變。一入於人。則塞閉正氣。火熱痰動。故忽而不語。

牙關緊閉。有搐之而生者，有搐之而不生者，若火則內生之風。氣則卒然之火。故亦暴症。但則生痰之根。痰則助虐之威。此火此氣固足以招風。而亦即為風。總之不離乎痰也。余嘗論人之生死。關乎痰之輕重。痰之輕重。視乎虛之保固。不虛之人固無痰。而亦不作病。不甚虛之人痰少而病亦輕。大虛之人。一身皆痰。而病當可向手。所見初中之際時。余論虛實。先以治痰得生也。故於人當暈倒不省之際。宜先通關。急觀衣物人中令醒。即進吐痰藥。

此方屢驗

記著

通關散 治牙關緊急不省人事湯水不下

細辛 牙皂去子 生半夏各為末 用少許吹鼻內即提起患人頭髮，候有嚏可治。無嚏不可治。如預製此藥用牙

是二月生皂凢二月同煮晒干。入细辛末。各五小同上用法。●
搐人鼻通手天池。卵中人则气坎。痰塞清道矣。惟鼻尚
可以通气。而卵带于中。则气又不升。故用此法以开气
道。然非辛散兼分利卵不能也。若煮牙皂用白凡。反
其酸涩。易作痒吐。去嚏则肺气绝矣。

通顶散 治同上

藜芦 生甘草 细辛 人参 各一小 共为末。每用一字吹鼻。
通关。通关故可以开关也。或气道壅塞。势急不取性之相反者
用之。则性平而尝清矣。外再加石菖蒲以肺苦气逆。以堇●
下也。

破关散 自开方

关亦作椎。治牙关紧急。尝方下药。以之搽牙。令热

南星末、真麝少許為末、揩牙效、或以烏梅揩、南星細
辛末為吹。後以桑其筋。辛以散其邪也。

稀涎散 治中風昏憒、四肢不收、搐搦、以此吐之

明凡刄 皂角四个去皮子 為末、溫水服一小。按風痰上湧、非吐不可。

明凡鹹而苦、能軟頑痰。皂角辛鹹、氣烈、利竅去垢。藥中
云斬關也。風痰在膈、純是濁氣不行。須法化藥為多效。
吐藥有瓜蒂、蝦汁、塩湯、皆尋常而云吾於此痰也。或一時
無藥。真是由塩湯為可也。

醒後

治中暈倒、上法救醒、目前無事矣、先須順氣、次治風豁痰。
又次補虛、調表裏、而為汗下、又氣血以定痊寃。

烏藥順氣散 治風氣攻注四肢痛疼、遍身頑麻及癱瘓、語言蹇澀、腳氣步履多艱難、手足不遂。夫中風多挾中氣，設元氣强壯，腠理密緻，外邪焉能入也。又情慾役損，則真氣先虛，榮衛空疏，邪乘虛入，乃致此疾。不但因七情而得者法當調氣，不當治風；即因外六淫，亦當先調氣，及依所感治之，此不易之旨。故八味順氣散用六君子去半夏加烏藥青皮白芷，治氣而不治風也。此用姜蠶者，風藥治風兼治氣也。一宜於虛，一宜於實，用之隨宜可也。

麻黄 陳皮去白 烏藥各二 姜蚕 川芎 白芷 炙甘草 枳殼 桔梗 乾姜各五分 為末，每服三錢，姜三片，棗二枚，煎。憎寒壯熱頭痛身倦，加葱白，煎，併取微汗；或身體不能伸屈，温酒調服。按：八味順氣宜於虛，烏藥順氣宜於實。

勻氣散 治中風中氣，半身不遂，口眼喎斜，先宜服此，或以之單治右半二三痰

白朮二 天麻五分 沉香 白芷 青皮 炙甘草各二 人參 共 似少

烏藥半小紫蘇　木瓜絡石　姜黄萆薢風氣腰痛亦宜服之

匀氣即調氣使之不壅若以治右半之痪似當於料理手氣

而遺氣中之血矣初中服此甚合但久數太減白朮の信於人

參多少未稱用時酌之

蘇合丸治風痰氣厥兼傳屍骨蒸痃杅鬼祟卒暴心痛月

閉驚癇

青木香、沉香、犀角、香附、丁香、硃砂、訶子、白檀香、

蓽撥　冰片　麝　安息香（酒）同熬　蘇合油各一　薰陸香、另研一兩

研勻用蘇合合安息香加煉蜜丸彈子大每研一丸收用蠟封

廣東北方所用治一切卒厥之痰疲氣壅塞非此不能開通

但虛人固不能當腦射卒無之權柄即不甚虛亦走泄真氣

引風入骨必用者酌量而進至於口開遺溺等脫症非急用參

附必不能回一生於十死陰脫面赤脈微非三建亦不能生若以

此及牛黄丸剂口即噤系昇於大井而下以石矣余每日人云不死
此赖乎醫二三救人者赖其善用藥苟用藥不善即殺人之事
也此藥稀生飲灌與服下之有其痢痰更妙

稀生飲 凡中風及寒暑湿痰氣厥不省人事皆宜

南星 皂角 細辛 甘草 菖蒲 半夏 姜三片煎
服痰盛加全蝎二个 僵蚕二个 所以吐痰為第一要緊須乃順氣
順氣亦必用蘇合等丸蓋痰去而氣自順火息而氣自清
曾治金孺人卒中風痰不醒如此救之後血虛癱左用參 惜未定又數大約等多耳
幾十月而愈又嘗治痰之法擬以星半牙皂竹瀝姜汁
為主余嘗以四味煉膏而用

三建二香湯 治中風六脈虛微欲絕陽氣將脫痰涎湧盛 舌强不語精神如癡

天雄 附子 烏頭俱去皮 沉香 木香 俱磨汁 姜煎服

人之死也陰氣自下而上陽脱而絶蓋以陽虚之人一旦陰
邪入之以陰遏陰風霾條起如以尋常風例及牛黄
諸丸治之不惟無益且萬不屆矣故非此等大藥
不能救也且三昧生用恐傷其性而不雄須以二直
透重關以驅陰邪詢明方也能用者誰乎救風中
危症人參以救陽虚附子以回陽絶無尋治法則是
一天前説云脱症此真神丹也

至寶丹 治中風不語中惡氣絶瘴蠱諸毒產後血暈口
鼻出血惡攻心煩燥氣喘吐逆難產死胎不下並用
童便薑汁磨服心肺積熱嘔吐譫語亦可治之

人參 天竺黄 犀角 硃砂 雄黄 玳瑁 琥珀 元射
龍腦各二分半 金箔一百片一半為衣 牛黄 南星各五分半 安息香一兩半

為末，將安息香、陰境飛去砂土，火熬成膏，重湯煮烊，入

諸葯和劑丸，就服，大蠟封。大人參湯磨服。此不过通竅

鎮驚之品，烏足治此許多症。都大抵方書誇張，而

難寔效。治或以葯之貴而寶之，姑備以示人。小兒宜之，大人

中風虛症的方用者

牛黃清心丸 治中風不語，痰涎壅盛，小兒驚癇

白芍 麦冬 黃芩 當歸 防風 白朮 各兩半 柴胡 桔梗

川芎 茯苓 杏仁 各一兩 神曲 蒲黃 炒 人參 各二兩半 羚羊

角末 麝香 冰片 肉桂 大豆黃卷 黑豆炒 阿膠 各一兩七錢五分

干姜 七錢五 牛黃 一兩 犀角 二兩 雄黃 八錢 飛 山藥 七兩 炙

州方 麥冬 百粉 金箔一百九片為衣 除麥冬、唐金 犀 羚羊 雄 冰
射另為細末入餘藥煉蜜和膏為丸 每丸一分 分箔為
箔為衣 蠟封 溫水化服○按此即蘇合丸同急症之藥
而治不同 寒阻閉竅蘇合丸開之 熱阻閉竅牛黃丸開
之 然用蘇合而反致昏以絕 用開氣之藥力盛而熱熾
牛黃丸則不然 今攷其方共降火之味又多利瀉之品 急
氣急血急補急陽換襍素亂十二節度之圍東鄰所
望其成功哉 余定一方 麥冬 黃芩 胆南星 黃連 桔梗
杏仁 貝母 羚羊角 犀角 牛黃 真射 冰片 雄黃 附子
石羔 防風 蟬退 製法同 腦射風家設忌 然又不得不
用姑火用以利竅 加入皂角以助之
雄黃解毒丹 治上焦壅塞咽喉腫閉

雄黄二錢 玉金二錢 巴豆去皮油 共為末 醋糊丸菉豆
大每服七丸清茶下巴豆去之而不守熱而開結玉金苦
寒下逆氣入血中而治氣雄黄辛温最能破結開帶故
痰涎滿盛用之又纏喉風卒死心頭猶温灌之即
活唇瘡用此丸磨水下泄黑如膠泥而愈瘡毒失
於發汗毒氣内入寒戰悶痛以牙角全蝎各一分
泄下毒氣瘰癧加斑毛七个去翅足吹清茶下行其神
哉又用之則未必然不過行大便數次而已亦云
大害必嗟乎世之傳方者皆誇詞以哄人欲知者
其峻利凡是壅積皆可用之而屢方用藥以圖利
于此之類甚多矣而醫道尚可言乎哉

閉證導痰湯，凡有火有痰有氣，面赤身熱，手足溫暖
脉緊滑用此

黃芩　黃連　薏仁　只實　桔梗　白芷　白茯苓
陳皮　来　南星　人參　防風　白附子　甘草薑
水煎，入薑汁竹瀝。○此因當時所遇之症而立也，故清
火化痰，削堅燥濕而不傷，而又兼以補，似乎允穩無平
痰，又以上攝生於此方，可以吐痰，擬用同二順氣散云

三生飲　治卒中昏冒，六脉沉伏，或浮盛，痰氣上湧

生南星用　生烏去皮　生附子去皮　木香二錢半　每服五錢薑十片
此與三建同旨而不同治，與理中乃急危鼎足云
方，理中宜於脫症，三建以救陽絕，三生以開痰飛至於

用之則又在生心之化裁耳金鑑云以参附加入

理中湯

人参ヲ附子三戔　白朮三戔　甘草一戔　干姜三戔　水煎服

元気元陽将脱去死不遠矣此大薬重剤不足救云

喻嘉言発明金匱侯氏黒散及風引湯以填空竅

為重夫風入而居空竅不填則風不出於又識善但

風非畫這外入之風於絡処填之手当補其虚則

填之矣於風動之始固宜早填風去之填可宜速

填若風盛発暴急之時妥思填竅頂心去益也余又

思竅之空於脾膀胱腸胃而胃之受風尤甚胃之

処気血甚多風入必起気血不能布散於四肢故善倦

風按治風附明亦須何以至於置散方頃数種若處方

身而發冷身不便於痛風引纏是得極無用其照虛

宜詳之而已、

侯氏黑散 治大風四肢煩重心中惡寒不足外臺以治風癲

菊花四十分 白朮十分 細辛三分 茯苓三分 牡蠣三分 桔梗八分

防風十分 人參三分 礬石三分 黃芩三分 當歸三分 干姜三分

川芎三分 桂枝三分

杵為散酒服方寸匕日三服初二十日用温酒調禁一切腥

肉大蒜常宜冷食六十日即藥積在腹中不下熱食即

下矣冷食自能助藥力 按冷食者何礬性得冷

則止得熱則下也用礬石者以固塞諸藥使人腹中不

故此豈在食乎哉服藥後不食頓刻可矣鳥肉
忌辛日取用藥亦可易以別味
風引湯 除熱治大人諸中風小兒驚癇瘛瘲日數十發
醫所不療風症最怕入心以上症大熱生風
將並入心乃絕故以此治之巢氏用以治脚氣亦以石
性易於下達而勝退熱不致攻心耳
大黃四兩 干姜四兩 桂枝三兩 龍骨四兩 甘草二兩 牡蠣二兩
滑石 石膏 寒水石 紫石英 赤石脂 白石脂 赤
石英各六兩 杵粗末每三指撮井花水三升煮一升
風者外司厥陰內屬肝木肆於手足中見少陽所以
火熱生風必侮土吐痛則聚液成痰癱瘓者以風火挾

疫症於小腸則の未不用之及腸胃勞疼癰皆療之等
寧耳以大黃薄風火燥熱之[illegible]卻用干姜培土而補
其偏桂枝甘草和榮以緩風勢用の脂莢之潘以固藥
而堵截其路凡烏能入心手胃石之其清陽明之經而
胃不受風大腸之去手風就胃牡蠣收斂精神而鎮魂
魄寒水石助腎之陰氣以制陽光既之肝經之熱又制
太陰之咸清手陽明溫手中土其將相合使十且治
亂之方也豈不美於腦射美之哉二方皆所用而者
有此長治丁臟之風此方最宜蓋風火下逆臟未歸
遠与補虛也

中臟

中風有臟腑經絡之分中臟有六絶生死之危風併入心片時立傾者自包絡以及別臟唐云得法當以延其性命也但危胃中腑而後中臟則危中臟而兼中腑則深一臟而及他臟則重證●云大風一至而氣血類經絡散亂譬云然破城邑殺掠不知幾何家烟火不知幾何處及矣並云不知逃散聚落云幾何如以臟兼臟是即傷寒之兩感一臟而及他臟何異傷寒之合併人於初中之時撥之而望刻非中於心矣一再清其疫概其為何危何臟而療之的標本以立治法何也嗟乎今日之醫不絶於淺而又壞於狹方圓利之徒

今日之人鮮知惜命而率喜服草薬之事以致非

常異疾上議論於帝上醫道不重試不足与而

好學深思之士天壤間亦未必無之但其術精到

其声價必重以尋常思之不能以故或醫人於

道路隨高门而却步並我固有活人之術視貧

富為二而已之人余作此症經驗頗多故為之微詳若告

車之人合撤若过律之知海匯漫無悔設警告同心慎勿

歷術而不惜人之口據世俗与中臟某病在裏之帶

九竅故啓後二便閉脾失育不能与心耳聾閉鼻

塞肺目瞽肝以三代患麻仁丸下之

西医曰胃素之衰不能診脈其指下茫無不过口說

一二句俗謂哄人即瘦病亦不過揣摩臆度而已多帶於竅玩一身字足見謂云不真故不敢定某竅的然之而輕易用下法仰術寧以克治病用下云法皆取積胃府而非然哉另立藥劑奪等云之也苟非積熱壅塞焉可漫然而嘗試哉

三化湯 治中風外有六經之形證先以加減續命主之内有便溺阻隔以此方治之

厚朴 大黃 只實 羌活 各等分 此承氣湯加羌活也

中風皆處火上逆閉隱阻塞證燥結或暫一用非梟膏案然不可也喻嘉言謂中風當使藥積不下填其使内風自息奈何反用竅以出風寒之竅

而風愈熾長此安窮此言甚是但過火燥之機
任其閉塞恐以殺人也故於此下法中亦明不可不
慎而不去三化之方也
竹瀝湯治四肢不收心神恍惚不知人事口不能言
竹瀝 生葛汁 生薑汁 生梨汁 如人積瘦積熱招
致外風令人心神恍惚如邪或見寔非邪也清熱用瘦
而有益○是致五臟之病使人皆揣度而求之不知
五臟各有其性傷其性而形見衰傷其氣而
邪生矣傷其神而人死矣故五臟之病皆邪入而損
其性亂其氣因之神不得安常與並經氣為病耳
故餌之於安其神而為補也又攻其邪也次之又五

相搏此其文其診也其證之於外而脈之於內自
宜深思經旨而不執世俗之偏謬矣
經曰肝中於風多汗惡風善悲色蒼咽乾善怒時
憎女子診在目下其色青金匱曰頭目瞤而脇痛行
常傴令人嗜甘肝死藏浮之弱按之索不來或曲
如蛇行者死
多汗則陽氣外泄凡中風者皆多汗多汗而悲
則肝不盈而氣外泄也憎女子者肝中之相火是也
頭目瞤而脇痛風性上搖也風耗肝血則筋脈
攣急故行傴也肝脈微弦今浮之弱按之如索
不來浮沉之間陰陽已離金氣弦象矣曲如蛇行

仍是弦而不動，但程中之僅少衰，其形容肝氣

垂絶之象，如肝脉若新張弓弦者死，此又不弦者

死，今所觀之，而肝之微弦可想矣

經曰：心中風者，肝惡風，其絶善怒嚇，病甚則言不可

快診，在口其色赤。金匱兩候之曰：翕翕發熱不能食，食

即嘔吐，此外因也。曰心傷者勞倦即頭面赤而下重，心中痛

而自煩發熱，當臍跳，此內因也。心死藏浮之實如麻豆

按之益躁疾者死

經曰：心病背肝而未也，金匱之外因亦似藏傷心而心

不受，故雖見火症，而氣未離絶，若勞役而頭面赤，則

心火上炎矣，其陰之在下，亦陽以舉之，則下重火甚

而陰氣不來，將自焚矣，故痛而煩，其受盛之府

臟氣交擊而內鼓則當膺跳動此藏病而因及於
肝也心脈其太今一來一擊短數而動其氣息乃不絕
経曰脾中風狀多汗惡風身體怠惰四肢不欲動色薄
微黄不嗜食診在鼻上其色黄金匱曰翕翕發熱形
如醉人腹中煩重皮目瞤瞤而氣短脾死狀浮之大堅按
之如覆杯潔潔狀如搖者死
風來入脾脾邪未寬也故見症皆是受困之症其未去
至止不常而堅大則為華覆杯仍是泥丸之义歟土之說
経曰肺中風多汗惡風時咳晝差暮甚診在眉上其
色白金匱口燥而喘身運而重冒而腫脹肺死臟
浮之虛按之弱如葱葉下無根者死

風入肺火燒熱其津液摶其呼吸燥燥喘喘乃上氣也
身運而重不能攝氣故也氣在肺之證胃中之津
液升於肺而布散於身用肺病則津液不布而積於
胃胃有不腫脹者哉譬之湖河河不流則湖泛
矣肺之死脈如風吹毛浮散之狀也浮之而虛其義
同按之如葱葉見其有浮無根在上之陽不入於
陰其下無根而陰亦亡矣死陰之屬不出三日而死正
此等無根之脈也並如葱葉即下無根不必作二層
陽不入陰陰痛不之於手
經曰腎風之狀多汗惡風面龐然浮腫脊痛不能正
立其色炲隱曲不利診在肌上其色黑腎死藏浮之
堅按之亂如轉丸益下入尺中者死

腎為風擾不能封藏留氣上干於面故外腫腎以藏陰
亦以藏陽腎氣脫則陽離經云而腎之氣亂此韓丸則真
陽搏擊不能留矣蓋上下之氣中斷陽從上脫陰從下脫
不死何待

犀角散 右關脈弦面目青左脇痛筋脉拘急目
瞤頭眩手足不收踞坐不得此中膽兼中肝
之宜此主之

犀角 石羔、防、羌活各一錢 羚羊角一錢 甘菊花 人參
獨活 黃芪 川芎 白朮 黃芩 天麻 川芎 當歸 防風
棗仁 白芷各五分 炙甘二分 每服五分 水煎服
治肝膽中風上攻頭面痛痒言語蹇澁上焦風熱口
眼歪斜、膝脚軟弱肝膽中風未有不因怒氣遂

功此方並用風藥兼以補助不從不用中陽之劑
胡、龍膽草不用疏散云腸虛青皮乃豁痰云星半
此當肝之道也肝虛則生風補氣以使脹長肝虛
則侮土火先入胃石羔以清其流只壳以宣其氣然
後繼羗活防芷蓁以治風兵等證把使鄉内潰
也
牛黃散 左寸浮洪面赤汗多心神顛倒言蹇癡舌强口干怔悸恍惚此中包絡而兼中心也宜此方主之
牛黃 射香 犀角 羚羊角 龍齒 防風 天麻 独活
人參 沙參 茯神 升麻 甘草 白鮮皮 遠志 天竺
黃 僵蠶 冰片 硃砂 鐵粉研各分 麥門冬 右末麥冬湯調二錢
下 中風入心非尋常之藥所治也故用牛黃諸品

然輕用斤射究非恒服之劑至用白鮮皮者以味苦
鹹寒療濕痺手足不能伸展解時熱發狂脂頸痛
去脾胃之濕熱通小腸水氣蓋熱滲自宣也
防風散 右關浮緩浮大而弱口渴語澁身重怠惰嗜引
肌膚不仁皮肉瞤動腹脹不食此中胃兼中脾
也宜此方主之
防風 麻黃 人參 川芎 附子 桂心 黃芪 赤茯苓 棗仁
白朮 獨活 羚羊角 桑皮各五分 炙甘草五分
為末每盞入水服藥未有不能痊者參附朮芪固脾
胃之元氣正氣强而語嗜臥等症可去桑皮羚子
羚羊制燥痰動可療手但脾胃為濕痰之藪
而二陳不用何也不可發表而用麻黃此以麻黃、

若肺家受寒用以治肺中寒充氣分再以五位

葛花散亂真風人之見識用此勿誤也

五味子湯 右寸浮濇鼻塞清涕面白氣喘胸中胃
肉短氣自汗聲嘶四肢痿弱此中大腸
兼中肺也宜此方主之

杏子 杏仁 桂心 防風 黃芩 芍藥各一兩 以水二升

每服五分 服肺中風氣短聲嘶何以不用人參四肢
痿弱肺氣甚重矣何以不用天冬 桂枝雖辛散而性
極可以用治肺風手方出於世往往不知其故存之以備參
考耳

獨活散 左尺浮濇面目黎黑腰膝痛引小腹不能俯
仰骨節痠疼足痿善恐此中膀胱兼中腎也
宜此方主之

附子 當歸 防風 天麻 桂心 川芎 菊花 山萸肉

黄芪 丹参 牛夕 萆薢 甘草 细辛 菖蒲
白术 各等分 每服四小盏煎服肾家风用温矣
而安不尽过温燥此方平兼治肝藏非止治肾余
未免有疑焉
祛风至宝丹 治风中藏瘦瘖肾及祛风救
防风 川芎 石膏 黄芩 桔梗 熟地 天麻 人参
羌活 独活 当归各二两半 滑石二两 白术 连召
荆芥 麻黄 大黄 芒硝 黄柏 细辛 卜荷
全蝎 栀子 黄连各五钱 为末炼蜜为丸弹子大临卧
细嚼白水送下上此系通圣散但少甘草

西園曰風者熱也火也芩連知柏石羔梔子俱泄
硝黃以奪其壅滑石以利其濕荊芥以發其鬱防風
天麻以逐濕去風二活以驅散熱攻擊備矣乃加芎歸
地以扶氣養正此方之最全風門之不易者也品數雖多
而用者宜照症酌之夫所偏重於治火故通聖散為
治火之仙劑今以治風而又加味者其有精義彼通
聖為表裏之聖劑此為合症之要方也世只曉風病
屬風者每思風係何症乎總之不過氣耳火耳熱耳
天地之鬱燥極則見風之於天地之氣又人之鬱燥甚
則火發火者人之氣也外風中人以外邪開毛孔干臟府
毛孔閉則火抑於內而生熱干臟府則正氣不行而為
邪熱內火之自生由寒氣則氣不運而生濕濕則積為痰

涎而生熱之甚則燥燥甚則火甚而成風其倏起
倏滅倏動百端乃氣之一盛一衰忽行忽止耳痺
引此痰礙氣經絡行而不得耳强直者火極則寒化
氣凝而不行耳此病以只濕痰為先清火為要故一切風
藥不過去濕清火即何用烏藥附亦通經絡則然用
參芪亦助正以勝邪則然耳知其要者一言可盡
不知要者千萬難究作文余考中風之症起於脾
胃肝三經而多在嗜慾好色動怒不謹之人好
色則水竭水竭則火起怒則發火風而暴卒矣欲
化則濕熱濕熱則痰生血少而氣弱使不思則氣
不逆火不起忌生則痛而當可救平日謹慎則外

卯知避知避●卯家列家要固故内寄云人外外卯不

犯知謹慎云人列外卯不侵莫虛弱云人吾術至于癰

瘰疬床卒死肢體麻手惟卯坊或合或兼而癰始起

起而乃甚也醫者坊審其痛云所在乎後急以治云

情瘦又固氣血而能事畢矣

但不惜命云家愛錢而不●肯市藥云知云徒求方

而不能擇醫即使有醫而又吝財傲慢不知重云

以諱書其能今天下能手固云多也安有不惜躍

頂墨翟扶倉公云術而甘為奴隸云子乎然則人有

痛症療云命即延醫診視不過姑謝不治云悔醫

不過聊擬一方三指一按以張張賣藥云門面天下

尚有可治云疾反能治疾云人都為醫坊甚矣命

泥此方以治人鄙賤 仍須求之經脈之宜通病其甚勿
見此方而不再求醫以詳之得乎藥餌之正劑余
之忘廢不幸矣

瀉青丸 治中風昏冒不惡寒發熱不能安臥此風
熱煩燥之證逆入藏也

當歸 川芎 梔子 羌活 大黃 防風 龍膽 胆草
為末煉蜜丸彈子大每嚼一丸竹葉湯下內外合劑
壯實者頗燥虛者反眩暈衰人果壯實固可服者
設虛者以此御加人參竹瀝秦艽羌活合當止
得其劑無益有損耳

愈風湯 除痾 初覺風動服此不致倒臥大風已去服此以盡

羌活 甘草 防風 當歸 蔓荊子 川芎 細辛

黄芪 人参 麻黄 白芷 甘菊花 上锉 枸杞
知母 骨皮 独活 黄芩 秦艽 撫芎 芍 苍
术 生地 各四分 桂心半分 㕮咀 细服 每三分 姜枣 空心一
服 吞下二丹丸 理三重 刹卧临 一服 吞下の白丹 理三錢
刹歇一气三微汗 用三分 再加麻黄一分 作の服 微汗则
止 欲一日三 随利 用三分 加大黄一分 亦作の服 利则止
甚 将至大寒 加半夏 人参 柴胡 逆而夺少阳三气 夏
将至穀雨 加石膏 大黄 知母 逆而夺阳明三气 季
夏 加防己 白术 茯苓 以胜脾湿 就将至大暑 从加
厚朴 藿香 肉桂 逆而夺太阴三气 冬将至霜降 从
加附子 方桂 当归 逆而夺少阴三气 此方敷陈多端

耳〻有條世間道傳不顯豈知似是平庸哄
人也但於微風初覺前及治風將息時或所用之
也不若祛風至寶丹之[illegible]矣
二丹丸 治風邪健忘安心養神清熱得睡
丹參 麩炒 天冬 硃砂 人參 菖蒲 遠志 茯
神 麥冬 甘草 各一兩 為細末煉蜜為丸梧子大每
服五十丸加棗仁竹瀝愈妙
四白丹 治脾氣養魂中風脣胃緩氣不清利者多
白朮 白茯苓 砂仁 人參 香附 甘草 防風 川
芎 各五 白芷 白檀 各三、木香 五下 知母 各二木 羌活 獨活 各二木 香二木
薄荷 細辛 各二 甘草 各五 竹葉 各二 牛黃 五下 [illegible]丸

每服丸重一小錢二分周何以單用文給此不以蜜丸

陽證借此力乎此借證力乎余每用陽不丸此悉
有兩證其藥不可合為一處或一君多佐而臣為丸令其
常而諱不敢從之以欺人也亦不敢若為成方取用每病
以保身又此方原有二斤射香十斤射非可用只於蘇
合內少取之其餘一概不錄大抵庄射治病不過旬日
一用全不覺顧况日何於此醫之最下一乘也說此
方為世所深信不得不錄而易之以救世惑

涼膈散 治心火上盛膈熱有餘目赤頭眩口瘡
唇裂吐衄涎嗽二便淋閉胃熱發斑小兒
驚搐大人諸風瘈瘲手足搐搦筋攣痛疼

連翹 梔仁 薄荷 大黃 芒硝 黃芩 甘草

加黃連即清心散。頭痛加川芎、石羔、防風、竹葉尺
水藥臨服加鹽少許。
西園曰：涼膈散溫熱火症之要藥，又合天水為雙解。凡
一切實火最宜。而中風症用何哉？蓋中風皆風木合
君相之火，未有不膈熱而壅塞者，古方用涼膈最多。
不但此二方，轉舌膏則加菖蒲、遠志，活命金丹則加青
黛、藍根，總之風火之勢，胸中走燎原之勢，故清心宣神
構舌活命，率賴之耳。喻嘉言論亦同。余嘗定議為陽
邪火盛之症，治法必以清涼宣泄，一毫熱藥不許用；虛為
氣血虧損之病，治法必以清補，一毫風藥不可用。奈
[illegible]加減制辣哉

千金地黄湯 治風熱心煩及脾胃壅熱食不下

生地汁 枸杞汁 真蘇 姜汁各一升 荊瀝 竹瀝各五升

人參八分 茯苓六分 天冬八分 大黄 梔子各四分 以參苓下

五樣為末先煎地黄等汁納藥末調服方寸匕再服

漸加以利為度此攻補兼備之方既補虚又清熱而

潤燥除痰除風通痰壅尤俱常孽

黑錫丹 治真元虚憊陽氣不固陰氣逆冲三焦

不和冷氣刺痛飲食無味腰背沉重膀

胱久冷夜多小便女人血海久冷赤白帶下及陰症陰毒

四肢厥冷不省人事急用棗湯吞一百丸即便回陽凡

症至危急陽藥飲食不下真陽暴脱氣喘痰鳴非此

再無可施 按此方乃純陽之藥風痰症宜清除而用此

所不合矣不知风火上升之時阳氣必自下而上地氣加矣故真阳暴脱人所易死也、此丹墜阳氣而使下則阳退矣陰退而阳不乘矣不但风症用之九症皆用之須平時修製預備

硫黄 葫蘆巴 附子 阳起石 各 肉桂 去皮 破故纸 茴香 肉豆叩 麪裹煨 木香、金鈴子 各一两 蒸 去皮核 硫黄 黑鉛 去滓秤 各一两

用鐵銚或鐵器結黑鉛硫黄炒子地上出火毒研令極细餘药并细末和勻自朝至暮以研出黑光色為度酒糊丸桐子大阴乾入布袋内擦令光瑩每服四十丸空心塩薑湯下或棗湯下 女人艾棗湯下急症用一佰丸

三因白散子 治肝腎中風癱瘓延痿不語嘔吐痰沫頭目眩暈

大附子生去皮臍 滑石各五[錢] 制半夏七錢半 右為末 每服二錢 水一盞 姜七片 又入蜜半匙 [illegible]九 濁陰上逆皆因肝腎之氣厥逆而上，是以眩暈等症觸冲而起，非附子不能驅之。濁陰宜出下竅，上逆則下必不通，緣附子善動腎氣，驅濁陰逆上，附子之勢，用滑石以利之，使濁陰仍走前陰，而陰中之伏痰亦散矣。又恐胸中之痰瘀留戀矣，濁陰閉塞，以開之，則延隨與濁陰俱去，此之妙之，皆以備胃而精矣。

中腑

西園曰：腑雖有六，而風邪中者多在膀胱、腸胃之間。蓋風入空竅耳。如太陽經頭痛，身熱脊強，陽明目

痛鼻乾不得臥譫妄、少陽經耳聾脇痛寒熱嘔
而口苦、太陰經腹滿自利咽乾、少陰舌強口燥、厥陰煩
滿囊縮、是中經也、非中府也、其風中之經與傷寒
不同、豈得以傷寒之六經與之哉、又云身中著の肢節
有半身不遂、手足不遂、左癱右瘓、拘急不仁、惡風
等症者、系不足以治之、中府也、風中未深、宜論臟腑
經絡、但風入刺の[illegible]未不用、人身有風即顯拘急不仁
痺症、中腿足痛疼、往々不遂者、自以人猜度之
不真耳、余考辨其症、風在腸胃、有二便閉阻者
能食者、宜用清利之法、偏枯癱瘓者、止用補
陪之、若拘急者、先用疏解之劑、烏所以何立字

説云手況伴多[illegible]風不[illegible]入[illegible]

胃風湯 治胃中風能食手足麻木牙関急搐目内蠕
動胃風面腫

升麻 白芷 二卜 各小 葛根小 麻黄小 當歸 蒼朮 柴胡

[illegible] 羌活 藁本 黄柏 草叩 蔓荆子 各五卜

加姜棗 煎服

解風散 治風成寒熱頭目昏眩肢体痛疼手足
麻痺上焦膈壅滞

人參 [illegible]五 麻黄 川芎 獨活 細辛 甘草 各一兩

為粗末每服五小姜棗煎服風初入宜用胃風驅解久
糾胃虚用此方解云若久風殘世必以人參為君
加桂枝 白朮 茯苓 甘草 以驅風於内 此必參加石羔一竹瀝

羌活芣花散一二味乃皆

小續命湯治中府外有六經之形証半身不遂手足不

遂拘急不仁麻木癱瘓等症

麻黄 人參 黄芩 白芍 川芎 防巳 桂枝各八

防風八 製附子 杏仁研 炙甘草

口噤

秦艽升麻湯治牙關緊急用藥撬開以去它症灌

以此方

升麻 葛根 炙甘草 芍藥 人參各八 秦艽 白芷

防風 桂枝各五 葱白莖 手三阳之脈皆入於頷頰

足阳明之脈夾於口風寒乘虛入之其脈急引故

須候緊急以針厥者灸云阳明在所以延風令氣閉

氣節開筋骨血亦阳明經筋如桂枝湯經散寒且

又和榮衛藥之一氣以為修此也

不語

此症有數因脾脈絡胃夾咽連舌本散舌下心之

別脈係舌本心脾受風故舌强不語有腎脈不能上

循喉嚨挾舌本此喉嚨挾舌之氣之脈以上下會厭此聲

音之門户腎氣不能上風寒客於會厭故卒然

失音有瘀迷心竅此有濕熱風痰壅塞失音

有虛實厥逆此皆之各以類求之也

轉舌膏

治中風痰涎舌寒不語用涼膈散加菖蒲遠志

壹丸彈子大硃砂為衣薄荷湯化下此是經驗奇效

滌痰散 見上

清神解語丹 治痰迷心竅舌強肢癱喎斜不遂

菖蒲 南星 黃連 茯苓 麥冬 防風 廣陳皮

當歸 白芍 地黃 川芎 遠志 半夏 台烏藥

只實 羌活 甘草 生姜 竹茹

水煎入薑汁許服此清心化痰兼驅風也

解語丹

白附子 菖蒲 遠志 全蝎 羌活 天麻 羌蠶 各五錢

為末蜜丸菉豆大空心薑湯下二十丸此絕攻風痰

清心氣也

正舌散 治舌本强难转语不正

蝎梢（十四个去毒） 茯苓一两 为末 温酒下一钱 亦擦牙

涤痰汤 治痰迷心窍舌强不语

南星 半夏 枳实 橘红 菖蒲 人参 竹茹

甘草 茯苓 姜枣送 牛黄清心丸（治热内壅痰迷）二丹丸（治痰内痰迷） 此专解语不患相近 彼清火而此清气也

擦舌散

青黛一钱 冰片三分 硼砂二分 牛黄三分 麝二分

为末先以姜舌姜擦之 将药用蜜水调擦舌上

按此症有语与糊糊者有不能言者有短舌者有

舌緩者有氣虚者治不一法宜從其所因而處之語言糢糊者責之心脾不能言者責之風痰牙關緊舌根硬也舌短者責之火唇緩者責之脾濕氣虚者責之脾除清脾益氣是矣又有腎氣虚弱其氣厥不至舌下舌瘖是瘖也腎之虚寒也治之須益其腎

益腎佛

熟地　巴戟　萸肉　肉蓯蓉　石斛　附子　五味

茯苓　菖蒲　遠志　官桂　麥門冬　薄荷

姜棗煎服

手足不遂肌膚[illegible]痛

脉門云經脉起於手足而循行於身体外寒客於肌膚
脉為脾侵陽經隨其虛處而停滯與血氣相搏故痛
然卧入於風故在肌膚又有湿痰在脾胃故手顫脚
弱或但臂不舉者脾也

四物湯 主血虛加红花羌活以活血桂枝兼之症木旺
風摇加鉤藤姜汁秦艽防風

四君湯 主氣虛加二陈天麻竹瀝秦艽

白丸子 治男婦手足癱瘓風痰壅盛嘔吐涎沫及小
兒驚癇

白附子 南星 脉〻以生薑汁浸生用俱 為末生絹袋盛於井
花水内擺出粉再以手揉数擺令盡去渣盆中日
晒夜露数換新水晓过去又日晒去水晒乾姜汁

打糊丸菉豆大每服二十丸姜湯下小兒卜荷湯下
三五丸此治風痰上部也如挾痰迷竅宜滾膈之
下余屢審治之痰之法護本莫過于參朮健運痰
便不壅標不外于星半使痰速運消嘗自製一方胆
星生半礞石皂角麪糊和丸每量輕重服之送以
獨參湯
貝母栝蔞散 治肥人中風手足麻木左右俱以痰論兼治口眼喎斜
貝母 栝蔞 南星 荊芥 防風 羌活 黃芩 黃柏
黃連 白芷 陳皮 半夏 卜荷 花粉 甘草 威仙
如瘦人用一派甘寒如竹瀝人參麥冬生地葛根梨
汁石羔葳蕤蔴仁瓜蔞如肥人而屬風虛又不宜

半身不遂

半身不遂每手足不同風氣通於肝風搏則血盛[?]水[?]乾則氣不榮而精乏故不遂皆氣血不周之肌肉干瘦為偏枯是用瘧疾不仁無不用為癱瘓宜用羌活[?]以調節去風為主左右之氣血以治之攤瘓不癱瘓風疾有之痺疾亦有之氣血之虛有之東南之濕亦再有之和治之不同在風也濕也虛也而不甚遠於皆虛也瘦則風燥其血肥則濕以生痰今泰此數卒因風類餘自濕者症式合也

勻氣散 治半身不遂左右之氣之

白朮二 人參小 天麻小 沉香小 白芷 紫蘇 木瓜 青皮各

烏藥大半 甘草三卜 水煎服

虎骨散 治血氣不延

当帰二刄 赤芍 續断 白朮 牛膝 虎骨 烏蛇肉 各、刄

為末温酒調服二木 骨中煩痛加生地一刄 如藏寒自

利加天雄五木 如有續断 看血行血 如牛膝等味追

風也羌活須加桂心乃佳

防風至宝丹 治瘫延壅盛口眼喎斜四肢瘫瘓麻木不知

痛癢不能動履身若無骨

当帰 川芎 白芷 防風 羌活 天麻 姜蚕 各、刄

南星一刄 青皮八木 陳皮八木 白芷八木 烏藥 以上各半下

黄連酒炒 黄芩酒炒 黒梔子 連召 各、 麻黄五木 為細粗末

每服一丸，不可多服，多服此藥不兼之方，功又佳，四物例

推取活血之品，逐風利氣，兼用清痰之味，芩連併用，
枳麯不遺，中健脾肺以及曲屈之藏，一歸參餘，亦以麻
黄開邪之去路，萬全而不亂，用之婦人尤宜，此治
軟風痿痺亦好，須加參附。

考中風有癱瘓，蓋人有癱瘓，東南濕熱多癱瘓痺
症中亦有之，症甚相類，而實不同，但係所相通，而君主須

又 愈風潤燥湯 治癱瘓半身不遂，口眼喎斜，語言蹇澀，眩暈，
呵欠噫噴，筋骨痛疼，痰火熾盛，氣血
大虛，脾胃虧損，風濕痰火等症。

人參 白朮 茯苓 當歸 川芎 白芍 生地 熟地

南星 半夏 羌活 防風 天麻 牛夕 紅花

去桂　黃芩　黃柏　杏仁炒　烏梅　甘草

莫大善作紛應語訛如首庸甚都方之不齊故也有一症則用一藥主一方古今之方不過因症病而傳之非曰使後人執此方案易也故內經越人章不傳方而惟論病病明而治法具矣自仲景治傷寒人始傳其方乃至以別病雜病之方亦一換之其中假之此至殺人而反發仲景豈知乃已之不通哉余孜孜症原欲不寫一方恐人不知病之術以治故每症存一二方以示其影也即然此方於風痰門中再論之之不全矣此用此遇症選方立其君臣宜去者去之宜換者換之苟執方異訛以辛二味而雜進之不幾如十大節度之廣於

活络丹 治经络中有湿痰死血手足作痛

胆南星 川乌炮 草乌炮各六两 地龙 乳香去油 没药去油各二两二钱

考曰：南星辛烈，所以燥湿痰；二乌辛热，所以散寒湿；地龙湿生，又居而住於肢节，则血凝聚而不行，用乳没以消之。[illegible]然久病而不可治以峻药，是方味猛而性烈，全不用一平药，真神手之设为也。

傅授活络丹 治半身不遂、风湿诸痹、肩背腰膝筋骨疼痛、口眼喎斜、筋脉拘挛，清心明目，宣通血脉，健步，调气血。每预服十丸，永不中风。此係陸氏传方，又合群药而炼为一处，不知是何药也，而成一丹，以蜂蜜三囊裹百药俱有，而一囊其效自不同於他药耳。

白花蛇二两酒炙 乌梢蛇一两酒炙 麻黄二两去节 细辛一两 全蝎一两去木 两

頭尖二匁 蔓荊匁 川芎二匁 防風半匁 犀角五分 竜脳五分
丁香一匁 呉茱萸二匁 姜蚕一匁 乳香一匁 元射五分 草烏二匁
水尾宍八 薑黄二匁 天竺黄匁 虎脛酥炙一匁 人参一匁 首烏一匁
亀板酥炙一匁 牛黄二分 白花蛇二匁 烏药匁 安息香一匁 灵仙半匁
青皮一匁 製附子匁 便香附匁 白豆蔻匁 黄連二匁 骨碎補匁
雲苓匁 黄芩二匁 白朮土炒一匁 棗二匁 熟地姜炒二匁 黄耆二匁
松香脂末 当归半匁 沉香二匁 羌活二匁 玄参 肉桂
天麻膠香 武 再加葛根半匁 没药匁 血竭匁 辰砂匁
煉蜜丸弾子大 金箔為衣 毎丸温酒細嚼嚥下
頭風茶下 右方三十味多而雑故莫若如也の物の君
三味續命解毒法 風気不備乃又有淤在以行氣

術益氣藥之寒以救邪之實寒之用為一氣味之
用之屢效
補中益氣湯 本方黃芪人參甘草白朮陳皮當歸升麻柴胡薑棗、加地黃羌活防風南星竹瀝元氣脾胃虛弱者宜之
十全大補湯 加減化藥血氣虛者宜之
健步虎潛丸 治癱瘓手足不能動舌強蹇澀於言
黃芪鹽水炒 當歸 枸杞 龜板 知母乳鹽水炒 牛夕 白朮
白芍鹽水炒 生地 熟地 虎脛 杜仲薑水炒 人參 麥冬 故
歸身鹽水炒 茯苓 木瓜 菖蒲 棗仁 遠志 甘菊仁炒
羌活 獨活 防風 脂 黃柏乳鹽水炒三月 五味子 陳皮

一附子（各去木童便浸妙）共為末和勻，將脊髓五條和丸如梧子大，每服百丸，或溫酒或鹽湯送下。中風癱瘓、手足痿弱不能動履，屬虛屬寒者宜溫補也。

固本丸 治諸虛百損、癱瘓不遂、小腸疝氣、子宮虛寒。

人參（二兩）當歸（二兩）兔絲餅（四兩）生地 熟地 天冬 麥冬

黃肉 枸杞（各三兩）五味 巴戟 肉蓯蓉 牛膝 杜仲（各二兩）

茯苓 地骨皮（各三兩）澤瀉 遠志 白茯苓 菖蒲（各一兩）

車前子（二兩）山藥（一兩）柏仁 芡實、虎脛骨（各二兩）附子（一兩）用好酒

化鹿角膠為丸（須用五仁鹿角膠大佳）如梧子大，每百丸空心溫

酒下。半月見效，百病俱去。方云：正而壞者此為第一。

凡人腎在下而火在上，血不足而瘦弱者佳，此方當倍

服之但膠須自熬過用去腦蓋生鹿角自解者不用

蓋骨淨長流水洗五斤截二寸　人參五斤　天冬五斤　麥冬五斤　枸

杞各斤　牛夕五斤　用角入罈内注水至罈肩用箬

殼油紙封口大鍋注水煮三晝夜取出鹿渣

將汁於砂鍋内熬成膏　其角另為郎即鹿角霜

中血脈

風中血脈則血燥而筋枯必見攣痿之症古云治風先

治血血之行風自滅故治血為本也　大秦艽湯方下云治

中風外無六經之形症內無便溺之阻隔手足不能運

舌强不能語宜養血而筋自柔方中仍多用風

葯未免与是而葯非何不单以の獨加羌活也又
見天麻丸治腎熱生風以為代為主劑乃云矣

大秦艽湯

秦艽二卜 石羔二卜 甘草 川芎 当归 芍葯 羌活
獨活 防風 黄芩 白芷 白术 茯苓 生地黄
熟地 條芩 細辛二卜

天麻丸 治風因熱而生宜以静勝其燥是養血也

天麻 牛膝 二味用酒同浸日焙干
萆薢 元参 各六両 杜仲七両 附子一両 羌活四両 当
归十両 生地一斤 為末煉蜜丸梧子大每服五七十

[illegible]

疏之代赭一兩此取以墜之用藥疏之不若使其

不壅此方以半夏浸天麻取其下達以伺代生血

草薢元參清下焦之濕熱又以附子補其陽嗚

呼天下古今人之中風有不因腎中陽虛者乎陽虛

而風始擾於內治之再書思改更計矣

口眼喎斜

喎斜屬胃而有筋脈之異足陽明手太陽筋急則

口角為僻此胃之筋病筋何以急風襲之耳足陽

明之脈挾口環唇此胃之脈病也脈何以病瘀在內耳

疏中血脈則邪未入內只宜散之又須防其內入復進

湯祛風化痰但一服用鋪面送一張掛耳

復正湯

防風 荊芥 細辛 黄芩 烏藥 天麻 當歸 白芷 白芍 川芎 白朮 茯苓 陳皮 羌活 桔梗 姜蚕 甘草 加姜栆

星半祛風湯 治喎斜及頑痲

蒼朮錢半 陳皮八分 南星錢半 羌活錢二分 茯苓錢二分 防風錢半 羌活八分 天麻錢二分 姜蚕錢 當歸八分 甘草八分

無汗加麻黄

三聖散 治左急右緩 勻氣散 治右急左緩 仍

須加味藥量

當歸 元附 肉桂

清陽湯 治喎斜汗不出而小便數

黄芪 归身 升麻各八分 葛根 各 ……

柏 桂枝各一分 藁本 甘草各五分

外贴髮方

先烧皂角 姜三两 醋外烧乳香 姜三两 顺血 桂枝一两 同

盐汁浸布 左喎搨右 右喎搨左 大皂角去刃 为末 同调

左喎涂右 右喎涂左 南星 草乌 白芨 僵蚕 姜 各等分也

为末调涂 以上俱髮也 皆用盐以流通气血也

小便不利 益黄连 溺

利便清热散 治小便不利

黄连 黄芪 连乃 栀子 茯苓 除麦 椒自汗利

津液外泄 小便自少 故用此方 若利至则不行也

參芪湯 治遺溺

人參 黃芪 白朮 雲苓 加故帋 益智 遺溺者氣虛宜大補其氣 二症在風門與此又不同

一、惡食

此症因木盛剋脾 脾弱怯於食 當伐肝安脾補肺制肝 用補中益氣湯加黃連 倍柴胡

一、痰涎壅盛

此症一由於虛 虛者氣虛也 氣虛不能運行津液皆化為痰 一由風邪而痰涎起矣 故宜收氣 一由於濕脾胃受濕 困頓莫支 積而為痰 是治濕 大抵人肥則氣急而肺盛 肺盛剋脾 脾來則痰盛 此又宜降痰

烏藥順氣散（治咳嗽）導痰湯俱見前

龍星丹 治風熱痰盛

龍腦五分另研 膽星四錢 牛黃三分 全蝎 防風 薄荷各一錢 黃芩 黃連各二錢 青黛一錢另研 朱砂三錢另研為衣 煉蜜丸龍眼大 噙化

一身痛

凡中風等症多身痛，蓋為風氣所束，經脈不和。故其中時每多有之，如昏憒口噤、癱瘓、喎斜、筋骨痛麻木。邪氣實者宜鐵彈丸通經活血，虛者宜十味飲。

鐵彈丸

乳香、沒藥 川烏製 五靈脂二兩 真麝一分 先將乳沒細

研右油次〆擣入藥又次〆射研白水丸彈子大毎服食

後下蒜湯磨服一丸

十味飲

附子炮　當歸　黄芪　烏蛇ミ　川芎半ホ　防風半ホ　茯苓

乾姜炮ハ　白朮半ホ　肉桂ホ　姜五ハ煎服四ホ

中經

風中經股不能舉足不能步絶是血滯耳宜黄芍藥

黄芍藥

川芎　當歸　白芍　紅花　木瓜　人參　菖蒲

湯藥服又宜前方於血脈中選用

角弓反張

考此非中風方說但有之而未有云較之痙痓為重
蓋陰陽經絡周環於身風氣乘虛而入於陽之經絡
腰反折急即痙症也以汗為柔不汗為剛加減
小續命湯之類亦有數家非一方也傷寒發汗出不
調風襲之則痙大發濕家汗亦成痙此於中風痙必
同法也亡血者有痙產後遇風成痙斷不可同法也
婦人宜大補又只以荊芥穗末豆淋酒下二三錢全不
敢用風藥倍失血家過之可知又傷風亦有痙是
又小續命之疾也餘亦各類乘之

全蝎散 治驚風手足動搖不能舉動
五加皮 海桐皮 川烏 牡丹皮 川芎 赤芍 干薑
肉桂 各壹錢 為末每服二錢用古銅錢一文入清油

内浸一宿將鍼入藥内同藥每吹俱大熱鍼按摇未察人血在手則握在足乃步為風所乘則不能矣其摇動正風象治風先治血血得熱則流通此立方之旨也夫

風痱

風痱之症世人以四肢不收身目為痱痿以舌蹇語為[illegible]隨身目為痿實相猶明哲亦曰虛曰濕熱而已丹溪每痿症同治蓋亦因其數痱而混之也多濕熱濕痰氣虛血虛瘀血為法夫天下之人病固不外於數者而風痱之症實氣弱而不血行耳經以風言非因風燥明血而然手 此症手足不能持物下身或瘦

不能動履及手戰搖其為虛血之明甚循之血
虛生內熱熱則筋弛緩故手足軟弱氣行則血行
今中焦元氣不能達於四肢而血尚能運筋束骨乎
此病以建脾去濕而補健為重養血其須事於之
強筋壯骨又次焉於之袪風則非清火亦非急之方
書又名痿躄俗呼軟風宜善調之
選 清燥湯 人參氣統於肺過濕熱則燥金受邪
金氣收斂而散漫矣寒水絕以生化乎腎
主骨腎弱則骨發軟矣故痿躄之癱瘓不能動履宜滲
濕除熱而燥金乃安
黃芪 不半 蒼朮 白朮 陳皮 澤瀉 水利 人參 茯苓
升麻 麥冬 歸身 生地 神曲 豬苓 水利 黃柏 黃連

黄連 五味 炙草 此補中益氣湯加三味

除濕建脾者其又清肺者其二味以猪苓澤降

除利水而治之 右夹出於是補中益氣湯

還大防風湯 治痿症祛風順氣活血壯筋又治痢后不

能行動曰痢風或兩足腫疼足脛枯細曰

鶴膝風丸亦與痺痿軟風濕扶痿扶虛等症并治之

四物 四君 加防風 羌活 牛夕 杜仲 大附子 甘草

姜棗、藥服氣血均補風濕同逐即十全加減同前者

曾治余友玉鼎子矣然治不足者甚效而有餘者仍

參上方

鹿角霜丸 治痿弱之症三年不能動履者服之能愈

黄芪蜜炙一兩 人參二兩 白茯苓二兩 白术二兩 肉蓯蓉兩半

當歸二兩 川芎一兩 白芍二兩 熟地 蒼朮各二兩 肉桂一兩

破故紙炒二兩 小茴香炒二兩 木瓜一兩 川斷炒兩半 牛膝兩半 甘杞五兩

大附子製兩半 杜仲炒 虎脛骨炙 防風半 羌活各兩 萆薢一兩 獨活一兩

鹿角霜二兩 酒糊丸 空心酒下七十粒 較之健步

丸相等 又能用龜板枸杞兔絲子補下元 比之前方為活

已去獨活 又用黃柏清腎陰 藥似不及此 或亦

各有所宜也

還起痿丸 治腎氣虛憊 腰膝酸痛等症

兔絲子二兩 肉蓯蓉二兩 川萆薢 破故紙酒炒 胡芦巴酒炒

杜仲(酒炒)　沙苑蒺利(炒)　川牛夕(去芦)(酒炒)　防风(酒洗)　枸杞(各二两)

酒煮猪腰子捣丸每空心下八十丸寒加肉桂

余于药事考之详矣敢以告人曰凡病只要识病识之真自用药当尽天下不过这些草根树皮只有脉症之奇術今世好之奇者即于痿症识知其为虚湿热痰治之观于术矣何必拣药检方哉今否症附方乃以证备之耳或为下乘人说法耳

一 中风治诀

中风治法治之固难苟失其法病因而重堪笑世俗诸药杂陈千书一辙手眼绝无谓之卖药不为治病人忽倒卧吹药救活辛无、可用须审闭脱两症

利氣脫進參附陽回一錢死中有生謹慎膽射勿
輕用云何用刻用錯刻誤人瘥刻須吐火惡息風傾氣
為先且慢說補設或陽脫非補不可不補而攻魂離魄
絶風初中人須行外解設火內奪引云而深備是归
心是我殺人明其經絡何臟何府下云宜慎勿輕操
四肢不舉有虛有實云於清胃虛於補氣居多、
經絡养榮為宜左右癱瘓皆兼氣血左右兩路方
可太誤慎其端的始可攻補养氣活血火援風剔中有
訣訣路瘥而已瘥路貫本脾家是貫虛虛[illegible]延沉貝原
天一而向若兼兼脾郁須開經絡胃中有瘥清而
行云不是偏枯蠢風不宜有風有濕痛痿不忍又
須風力藥餌始奇風性上行身在顛頂偏正頭

瘫风可用设非风火人参补之の未不用风兼手屈
每以排风药以芎䓖手足麻木单黄气虚益日
尝痰气虚始致参术为膏行以竹沥湿痰凝滞
关节不利归桂舒筋药为止后月蠕面肿胃气
处之律来寒热分退瘫痪须解其风柴胡桂枝
风有浅深治有轻重经络及府兼表攻里勿用
金石危几人命口眼喎斜左右缓急桂归之称三一
养血治惟有桂枝是用炮之审其气虚参术匀气
不语之症脾肾至之痰在心经形症不同转舌膏
治惟痰耳唇缓失音每心经涤火阴不至空旋药
䐃风来入府手足瘫强急阴明甚刻大黄设虚弭

亦用清錦治後……

有權衡風君の藏危刻頃刻發現煩燥急陷厥
陰愈風陽内兼下の白中如其失進宣膈心虚不勝二
丹可腫滿陰降央大命以回最惟回陽脱於坪丕
投藥難の療阻胸膈立刻頃危捧皇莫治我有
頭丹里錫顆倫門氣遏于乘陽不散嗚呼痛
至於此術不預防傳風順氣竹瀝只、戒与云云
美服云云益佳有固本安然会處醫有仁
心治用仁術勿為齒莽勿效庸醫藥会神壽
方有的宜方会一定疵有錯誤藥疵不投是雖
云々然常藥於力庸亦壽寵欲居人命而不
慎歟

、痓病

此症雖有剛柔之分要皆遇風而成故傷寒汗出過
露不固而遇風之剋成痓大汗又濕家汗剋成痓産後血
虚失血家多患痓瘡家或有痙痓即痓也項强瘛瘲角
弓反特用續命未免浮泛

麻黄續命 治剛痓無汗口噤筋急瘛瘲 桂枝續命 治柔痓有汗目閉

蒼朮續命 治濕家痓 四物荊芥人参湯 治産後痓

四物阿膠湯 治血家痓 八珍防風湯 治瘡家痓

以上諸方各是症施治須臨時酌裁仍照本門詳之
可也

·破傷風

破傷之疵最爲危急其表和中攻裏施於初中後深加用去風之藥然宜於壯盛之人若老人小兒虛弱者風邪深深入血矣須以四物加去風之藥其虛而危急者以獨參先進之繼用星附湯者數方備用

星附湯原治中風能言口不喎而手足嚲曳

南星 半夏 茯苓 薑蚕 川烏 人參 黑附子 白附子 水煎服得汗愈

和榮湯原治左右半身不遂屬血虛破傷之虛皆用之

白芷 川芎 南星 半下 芍藥 茯苓 明天麻 當歸
生地 熟地 牛夕 棗仁 黃芩 羌活 防己 紅花 防風

右搓紅花 甘草少 黄柏

急風散 治新旧諸瘡破傷中風危急及取箭頭

丹砂一兩 生附烏尖一兩 熟附烏 一兩 殭蚕 生烏頭二个 麝香一下 另研

共為細末和匀温酒調下五分服出箭頭先進一服

次以藥敷箭頭上

蟬蛻散 治破牙関緊閉手足強直一味為粟煎服

蟬退一兩 酒粟服

西園曰病只怨痛其藥不過數日而已非真真有天上之壽方也痛真藥當乃延壽耳數用方治痛救方十年亦不能治一病余生平只欲論病論脉而不欲為一方

此等有不得不言方者故存此冀至中[illegible]

解人須於方外求之 此症用淮鼠狼心一具黃酒送下立

刻回春 搽淮鼠之其心陰干研用

此方傳自李宗穆試之果驗

厥症

攷厥者逆也四肢逆冷口噤不語身僵如尸而症各不同傷寒有陽厥熱深厥亦深火極似水也有陰厥吐利厥逆陽微陰氣極盛也其治法不同此不過皆四肢逆冷耳內經与薄厥謂手足極熱此陰衰而陽勝也皆不至卒然不知人至中風則有卒倒氣忽不知人者矣蓋和氣哭入肺氣阻塞諸竅神機息則氣立孤危一息不通則壞矣有氣厥大怒中氣卒然暈倒有中痰卒然也以日未進者有中飲食

過抑胃氣不升宗氣頓絶者又有中暑昏冒
者有虛火暈倒者氣宜牙皂搐之痰宜瓜
蒂吐之食宜鹽水吐之火宜瀉子引之暑宜
鹽湯吐之卒宜搐鼻開氣復甦痰涎吐之吹其鼻
方見前

追魂湯 治卒厥暴死及客忤鬼擊飛尸奄
忽氣絶口噤
麻黄去不 杏仁去皮尖七十個 甘草炙 灌之其不甦者捉
患者髮扳服藥唇青身冷不治者汗出愈
此至寶方宜寶至寶之藥凡病卒死者皆氣不
通耳肺主氣肺受邪則氣絶用麻黄以達
於陽杏仁以清肺於內甘草緩而散之氣因利

生矣用此藥者多傷人則以人……

攷白薇湯 血厥者平素無疾忽然死人目閉口噤或微知人眩冒移時方寤又名鬱冒證此氣塞也氣回則愈婦人尤多

白薇湯 當歸 一兩 加血虛者人參補氣 三兩 每五錢水煎服

、眩暈

攷眩暈之症頭痛之病有虛也有實宜各從其類而風虛痰火居其大八風症當藥其要是求風痰之類也故攷風痰而附攷之以詳其症治也如痺麻癲癇痛風等症無然蓋也草其症狀一外以觀其異同是亦別其治了然而相手斂矣

眩暈者眼黑黑旋轉欲倒也虛極乘寒得之若肝
則有風矣寒則掣痛矣暑則熱悶矣濕則重著
矣一言以蔽之曰痰而已四氣乘虛而入而非痰不能作
此病矣凡人清陽之氣在上陰水足而火自降眩暈
何從而生惟因酒色不謹以致氣血之虛氣虛生痰
火血虛生痰火痰聚於內以致氣之升散氣則聚而
為火壯火食氣火閉不能制耳聞風雨之聲首在雲霧
中兩足無力一身無主而欲倒地矣因中風者風動其
痰火也因虛濕者血虛而生火也因辟風者風助其
痰也因脾虛者氣不能運其痰也故痰火為標氣
血為本水土二經氣血之本誠能探本之術斤斤於眩

暈哉除婦人產後血暈虛暈另其治法本

類其一切風痰虛火者照症治思之方

清暈化痰湯 專治各眩暈中風有參此中風者亦參此加順氣之味

陳皮 半夏 茯苓 甘草 川芎 黃芩 白芷 羌活 只實 南星 防風 細辛 加姜煎 此方以二陳為君治痰也 羌活防風細辛白芷治風引經也 如痰盛加南星 礞石 血虛加歸地 氣虛加參术 熱盛加黃連 芩 大黃亦須看六經風火之故存乃可 除二陳不可減其餘宜加者加之宜去者去之切捷 襍症不一無人不能治病者總是不能用藥也

清陽湯 治因虛火上炎而目暈者人

青皮 天麻 旋覆花 橘紅 甘草 人參
白朮 茯苓 半夏 以二陳加參朮為君其以甘溫除
熱乎由氣虛故也

補中益氣湯李方 黃芪 人參 甘草 白朮
陳皮 升麻 當歸 柴胡

因勞役飢寒致暈者本方來白芍熟地天麻如
血虛加四物湯加桃仁中寒姜附中濕二朮中風羌
怯腎虛地黃拔帶虛火知柏據補中益氣湯東
垣為內傷制也以參芪益氣白朮補中陳皮開胃因
其發熱頭痛有似外感用柴胡療肌表制肝木升麻
陽明經藥也用以發解鬱火解之故曰升清陽之氣
也人徒不泥乎而深究此方之用至認升麻柴胡以

為補誤不淺矣大補中…
六味之用澤瀉也，澤瀉利水而補陰不足，謂其補腎
陰分不足也，豈補陰精之不足邪？六味用之以滋腎
之邪氣，使由膀胱而出，而腎水自生矣。升麻用以升
胃氣，而邪火自退，就是也。然用以治諸病皆有功者，
正參芪之力耳。凡一切癆瘵皆宜吐之。老癆宜黑
錫丸服之。如係真陽不足，氣短自汗，手足冷，脈
沉細而暈，以參附救之。如脾虛中寒而眩暈搐倒，
口不能言，厥冷脈細，以薑附治之。如失血而眩暈，
佛手治之。血氣兩虛，十全補之。陰虛火動，虛
火發上，以六味湯丸治之，或八味治之。如虛者
十有又八，其餘皆風癆也。須憑脈辨症，虛不

錯誤風浮寒緊遲濡是虛弦滑澀延虛脈必会
數而洪細皆為火炎洪大而虛氣多虛極血虛濇微
洪大不吉此概上參也

、頭痛

者頭痛在傷寒則太陽經也必太陽兼陽明云至中風
頭痛者亦風在太陽也小續命湯云其常頭痛者
則曰頭風偏一邊者則曰偏頭風風左右有氣血云多
隨居有痰火云殊蓋身以上天氣也云天不足西
北故感於卯而右甚乎氣虛故也而多主於痰者
非痰火不作痛矣節齋云久頭痛畧感風寒
便發多月用綿布包裹此屬屬鬱熱本熱而標
寒世用辛温解散云藥當時得效不知本云

鬱遏不得者並以得者皆以得火之上焉以
以辛溫解散之藥以達治法為之由此觀之則又
不止於偃瘦矣若脈重取沉遲為寒沉數為熱
宜用火鬱發之之法又如頭為諸陽之所聚諸
陽皆至頸而不上惟足厥陰有絡上額至巔頂
其脈浮緊長弦洪者風熱痰火也微弱虛濡
者氣血虛而髓海空也最忌短濇惟喜洪滑
腦中疼之痛脈去神心神煩亂者真頭痛不治
有虛者益氣十全八味佛諸陽有火者虛火補
之宜火鬱之防風通聖散偏左者小柴胡加芎
歸羌防偏右者補中益氣加白芷獨活蔓
荊風芩其眉稜處痛者二陳加芩羌卜荊

或選壽湯 羌活 防風 黄芩 半下 甘草 腦頂痛者人參敗毒
散加川芎 告本 黄柏 木瓜 紅花 瓜 大黄 有瘡毒
者亦通聖散加土茯苓 仍詳考本方
清上蠲痛湯 凡一切新久偏正頭痛皆治
當歸 川芎 白芷 羌活 防風 獨活 蒼朮
麥冬 細辛 甘草 菊花 蔓荊 黄芩 以上本
方右加紅花 生地 右加黄芪 葛根 巔加告本 大黄
額正加當只實 食積加 眉稜加天麻 半下 痰壅加風 羌活 防風 凡
頭痛須用川芎 不愈各加引經藥 太陽川芎 太
陰蒼朮 陽明白芷 少陰細辛 少陽柴胡 厥陰吳萸

此丹溪言也謂陰不至首引經何為哉經病
而上應於頭也若其藥則辛散必佐以又但瘦羌、蒼朮
疼黃芩防風氣虛人參黃芪血虛當歸地黃又如太陽痛脈浮緩惡
風以羌活獨活麻黃為主少陽脈弦細往來
寒熱柴胡為主陽明自汗發熱惡寒脈緩長
實升麻葛根白芷石羔為主太陰必有痰體重
或腹痛脈沉緩蒼朮南星半夏為主少陰
足寒氣逆為寒厥脈沉細麻黃細辛附子為主
厥陰吐痰沫厥冷脈浮緩吳茱萸為主即此以推宜
汗者汗之宜下者下之宜清者清之宜補者補之
婦人多血虛男子多氣虛肥人多痰痰必因氣

虚瘦人身火之必因門虚外感風寒之痛而不
已発散利斂内傷気血時痛時止非補莫救
常発頭痛非痰即風面赤有斑定是結毒此虚
逆卿陽上攻口認痛不清 治法安神即搜書古
今之方悉会一致矣

川芎湯 治風穴在脳頭痛眩暈嘔吐不已
川芎一両 細辛 白芷 甘草各五 毎の不加姜茶煎
服川芎発散之極矣用白芷以固中焦治嘔吐甘草
然以緩之也

半夏白芷湯 治痰厥頭痛眩暈眼里黒悪心煩悶気
短喘促気力以言目不敢開如立雲中
身重如山頭痛如裂四肢厥冷此因気虚損停痰
而致

半夏 白术 陈皮 神曲 麦芽 天麻 黄芪
人参 苍术 茯苓 泽泻 干姜 黄柏 加姜枣
服此為斯之病而用此斯之药可谓平矣益胃
宜清和养之故和胃安中消食化气耳
清火汤 治热厥头痛至大寒犹甚寒甚痛
断止腹即愈
归身 黄芪 苍术 蔓荆子 羌活 柴
胡 川芎 生地 白术 黄连 甘草 荆
芥穗 防风 升麻 细辛 黄柏 红花
藁本 黄芩 知母 此方之至珍於以治火不可过苦
连 生地耳而用知柏升柴五志俱全加羌防
黄

以活風要藥黄芪以助氣蓋血藥隨手而定耳取

其以示人乎

羌活附子湯 治太陽犯寒及風頭痛及齒痛名

曰腦風

羌活 附子 蒼朮 防風 白芷 升麻 麻

黄 姜蚕 甘草 黄芩 黄柏 去六

灵砂丹 治風熱鬱結頭目昏眩鼻塞

声重鼻流[illegible]清涕口苦舌干咽

嗌不利胸膈痞悶腸胃燥結小便赤黄偏正頭

痛髮落齒痛遍身麻木疥癬瘡瘍風

熱之疾

天麻 獨活 羌活 細辛 石羔 防風 連

翹 上薄荷 川芎一 梔子 山豆 芥穗 當歸

黄芩 茯苓 全蝎 菊花 人参 白术 各等分
寒水石 桔梗 砂仁 炮生姜 随君
朱砂为衣 每服九一丸重嚼下
追风散 治男子偏正头痛 血衰风气上攻
昏暈心烦 项背拘急 皮肤瘙痒
面上游风 状若虫行 妇人血气攻注
防风 荆芥 川芎 姜蚕 石羔 南星 川乌
草乌 甘草 各制 羌活 白芷 全蝎 天麻
白附子 地龙 去土 各制 乳香 二钱半 没药 二钱
每五分 茶调服 二方相似 只主盘头五风 但味
太乱耳 用时斟酌

都梁丸　治一切頭痛諸風眩暈

白芷　為末蜜丸彈子大每一丸荊芥湯細嚼下

楊白芷香而散氣最清上達頭目之火凡傷風感冒多用之然味辛散過用則損目余曾加黃芩治中風頭痛又曾治一人頭痛皆取效甚速

升麻湯　治雷頭風其症頭痛而頭面起疙瘩寒熱拘急如傷寒狀

升麻　蒼朮　荷葉　煎服　攻頭痛之症世咸知其為風痰為火不知內有腎經虛火一症狀同寒火脈弦洪大兩寸飲冷蒸燥須大補乃可症數發不止也

搐法　治濕熱淫於巔頂頭目偏痛

瓜蒂散　合患者口含水吹二分半入鼻中 泄出黃水即愈 或皂角末吹鼻令嚏

熏法

艾 搥鋪紙上用筋捲成筒溶蠟灌筒中令滿燒烟入耳即安 左痛熏右 右痛熏左

祛痛膏　治半邊頭痛

防風　羌活　蒼耳　細辛　菊花　南星　草烏　白芷　連鬚葱一把同搗成膏銅鍋熬過入元射一分油紙攤貼患處周圍麫糊封之帕包

太陽全生篇 揔論

六氣之邪感人雖同人受之而生病各異者何也蓋以
人之形有厚薄氣有盛衰藏有寒熱所受之邪
每從其人之藏氣而化故生病各不同也是以或從
虛化或從實化或從寒化或從熱化譬諸水火
水盛則火滅火盛則水耗物盛從化理固然也誠
知乎此又何疑乎陽邪傳陰變從化寒而遂以爲言
耶自成漢迄今千載以來皆謂之陰寒邪不傳
且以傷寒傳經陰邪爲有直中那知直中乃中寒之
云病非傳經之邪耶是皆未曾熟讀仲景之書
故有此誤耳然論中下利腹脹滿身体痛疼者
先温其裏乃攻其表温裏宜四逆湯攻表

宜桂枝湯此三陽邪傳於太陰邪從陰化之寒證也如少陰病下利白通湯主之此太陽寒邪傳少陰之寒證也如下利清穀裏寒外熱汗出而厥者通脈四逆湯主之此少陽寒邪傳厥陰之寒證也皆屬三陰所據豈得謂傳經傷寒陰不相傳陰陽從陰化之理乎夫太陰濕土純陰之藏也故病入太陰則邪從陰化者多從陽化者少從陰化者如論中腹滿吐食自利不渴手足自溫時腹自痛宜服理中四逆輩者是也從陽化者如論中發汗後不解腹滿痛者急下之宜大承氣湯腹滿大實痛者宜加大黃湯主之者是也蓋

脾與胃同处腹中故腹滿復痛兩皆有之然
腹滿爲太陰主病心下滿爲陽明主病其陽
明亦有腹滿者似陽明腹滿與燥同候故必有
潮熱自汗不大便之症而不似太陰與濕同候
有發黄暴煩下利穢腐之症也誠能更於腹
之時痛大實之痛腹滿痛外詳審虛實斟
酌溫下利了然餘又矣故以此括之自知太陰
之要法也
凡診脉以按至骨而見者謂之有力也
而無者謂之無力餘者微弱也

脉會

脈會

本書爲中醫脈學書，清孟翰訂輯，成書於一七〇〇年前後。今影印底本原被誤作《痹濕二症合編》第二册，今提出獨立成書，爲民國手抄孤本。

形制

索書號一四二九二九（該書原誤作《痹濕二症合編》的第二册）。存一册，不分卷。書高十八點二釐米，寬十二點七釐米。每半葉十一或十二行，行十八至二十一字不等。無邊框行格。行書欠工，字體同《醫品心餘驗録・痹濕二症合編》。

封面無書名。卷首題『孟翰西園訂輯/脈會』。其下有三方陽文朱印：『穀城實甫』『金華朱顔珍藏』『北京圖書館藏』。全書『玄』字不缺筆，『痰』字『炎』下半改『又』。

内容提要

據本書卷首題『孟翰西園訂輯/脈會』，以及《孟子世家流寓陽穀支譜》《聊城人物大辭典》所載，《脈會》是孟翰的脈學專著，故此影印本將其獨立。

孟翰於脈診，謂『看書既苦其煩，證脈又嫌其簡，爰彙其要而參之，錯綜前後，隨時隨筆』，撰成《脈會》一書，今影印之《脈會》抄本内容完整，不分卷。書前『統屬診法叙』相當於緒論，云『夫脈有統有屬，統本其概，而屬求其微妙者也』。於是孟氏闡《素問》之微旨，參先哲之格言，而附以個人心得。該書『首言經絡及「上下形氣來去至止」八字，爲平脈之綱；次言奇偶之狀，爲尺寸統屬之候；末言真臟死怪之脈以終之，目之曰「統屬診法」。句取乎叶韵，辭取乎達意，亦以啓初學之途徑云爾』。據孟翰的從醫經歷，該書成書於一七〇〇年前後。

該書的『統屬診法之目』乃全書目録。從目録可知該書分兩大部分，首先是『統屬診法』，分別討論三十二個脈診基本理論問題，其次是『脈狀集要』，討論具體脈象。其中涉及『偶脈』（一對性狀相反的脈象）、『奇狀』（單個的特殊脈象）等。此書雖云供初學之用，但其涉及内容亦頗艱深。

著録及傳承

該書未見清代書志記載。孟翰《脉會》見於《孟子世家流寓陽穀支譜》《聊城人物大辭典》〔一〕，并云該書存世。但現代《中國中醫古籍總目》及其他中醫文獻工具書均未見著録此書。今從《中國中醫古籍總目》著録的孟翰《痹濕二症合編》（書序號〇七一九二）中發現該書第二册實爲《脉會》，與《痹濕二症合編》并無關係，故將此書分立，單獨成書。據書中的藏書印，其入藏國家圖書館之前爲『金華朱顔』收藏。朱顔（一九一三至一九七二）逝世之後，此書始見於《中國中醫古籍總目》著録。

〔一〕《聊城人物大辭典》編纂委員會編：《聊城人物大辭典》，濟南：山東人民出版社，一九九八年，第一六八頁。

孟翰西园訂輯

○脈会

術而為醫難矣○醫而談脈微矣○脈而求精煩矣○若脈者人身之氣血病難證而借脈以参之指下六部参互同異彼此殊轍一毫之中千里相隔微茫之間隔簾深拙工固不能知巧士亦或欺人何也微之細之疑似之等候深之余惟事於此日月不少指下探病應指起自一二漸進於三四屢之又久閲此愈多用心愈細應識五六然不應病病不應脈皆不可以遽用用藥之又必視其人之形体氣血平素動靜飲食好惡家道境地順逆而再詳之而有宏有不宏之何其難矣而

古人著脉理等書明指非一便雖無可凭終無真
見而故多為是説也古人亦有巧士之欺人手撰史
説而思之亦往之應於指下以之探病亦復不遠再
一番想某下病證然則脉之難也人若不细心耳當
神遊於天地之外心與指遇指與神遇神與脉遇會
心想亦不遠也余昔作生當看書時雷震而若無
聞閉門作文字戸外走馬戯劇而腹内搞思搆詞
著知此至診脉亦仍如昔作生時事入戸持手而聞見
不知即尊貴大人長於前而漠之寂之獨運我神於此雲
自思脉中只知得一箇候字也第道有成法未可忽臆
譬之行路之舟未有舍之而可至者之故欲至於此也看書

既若其煩誕脈又擾其精爰彙其要而參之錯綜前
以隨時隨筆故無倫次亦有一旨同詞異前同後殊者
以備考訂之不當曰道在是而以為搜盡其秘則大不
然也余嘗謂五行之說皆可以互異而獨醫不能以欺人
蓋病在此脈在此藥在此效驗在此無模飾之術逃
避之地雖巧士亦安容其眩惑乎而有志此道者尚其
用心可也

統屬診法敘

夫脈有統有屬統本其概而屬求其徵故必知其統
故合之盡其大而無餘得其屬故析之極其精而不
亂診候之法莫過是也統之為法一部之中上下之

至状同而兼前后因候云前賢已論之矣虞庶云為
法一部之中上下之至狀異而有前後浮沉覆溢
兩旁八候之別素問備有其意惜讀之者不究故
未能盡其脉理之精微以余於是闡素問之微旨参
先哲之格占而附以己意首言經絡及上下形氣
來去至止八字為平脉之綱次言奇偶之狀為尺寸
統虎之候末言真臟死怪之脉以終之月日之統虎
診法句取手叶韻辭取手達意亦以啓初學云
逢遐之云爾

統居診法之目

第一経絡経絡大意

第三寸関尺部位

第五尺寸前後之候

第七脈之本位

第九脈之来去至止

第十一脈状

第十三脈統居之候

第十五狂振之脈

第弐脈之大会

第四脈之上下

第六脈之数

第八脈之形気

第十脈之奇偶

第十二脈之陰陽

第十四脈形相応

第十六七情之脈

第十七反常之脉
第十八論脉不応
第十九鈇
第廿論南北之政不応
第廿一勝病
第廿二各部不勝
第廿三不勝取勝
第廿四子来扶母
第廿五不勝死期
第廿六病人止脉死
第廿七平人止脉死期
第廿八陰脉
第廿九上古三大診法
第卅虎口脉紋
第卅一小児氣口脉
第卅二大意總結
統屬診法

第一编 经脉络总大意

脉之所生根于胃气胃为脾腑司纳饮食饮食散精上输心肺输心为血输肺为气血阴气阳流行脉至阳卫脉外阴荣脉里表脉循经中犹水之经正经十二生养于心由脉分布手足头身内居脏府府阳脏阴阴阳已合循还无停

脉者荣气也根本也胃气胃中水谷精微之气也胃者容受之府脾者旋化之脏司主也纳其来自外而入于内也输者出于其而传之彼也卫阳气也而卫护于脉之外荣阴气也而荣守于脉之中循巡之行也经中脉气所常流行之隧道也还者对去而言也十二经者手之三阳三阴足之三阴三阳也脏为心肝包络脾肺肾也

府若膽小腸三焦胃大腸膀胱也配合就表裏也如
手太阴肺經手阳明大腸經之類
手太陰肺脈起中焦下絡大腸還循胃口上隔屬肺横
出腋下下循臑内厥阴之前下肘循臂上骨下廉寸
口魚際出大指端也少商之穴支者從腕出食指端
手阳明經
十二經脈所属肺為手太阴也蓋水谷入於胃其精微
之氣升而為宗氣所由中焦循肺之中府穴以上
雲門穴故十二經以此為首也臍上四寸中脘穴為中
焦手之三阴從臟走手故發於此此其僅一肺
經凡手三阴經皆自内而出也絡聯絡也當任
脈水分之穴次肺脈絡於大腸以肺與大腸相
後

表裏之絡巡繞之隔之膜也人有隔膜居胃之上心肺之下前臍鳩尾後臍十一椎周圍相着所以遮蔽濁氣不使上心肺也凡手足三陰三陽之經絡貫隔行惟足太陽膀胱一經挾脊兩旁亦不相及屬此所部之謂屬肺謂屬於肺臟也凡在本經此皆曰屬以此道後皆曰絡膊之下脅之上曰腋膊之內側上至腋下至肘嫩耎白肉曰臑膊臂之交曰肘肘以下為臂骨掌後高骨廉隅也寸口關前動脈也手大指本節後其肥肉隆起處謂之魚魚際則其前之穴名也在大指本節後少商亦本經穴名在大指端內側經之旁出大指為支臂盡交掌處為腕食指即次指也

手阳明经肺府大肠起食指端内侧商阳循指上廉出歧骨间入两筋中循臂上廉入肘上臑出髃骨前上会柱骨下入缺盆络肺下膈属之大肠支从缺盆上颈贯颊入下齿中还出挟口交人中左右互达上挟鼻孔足阳明接

大肠为手阳明经商阳穴名手三阳从手走头故手阳明经脉发于此凡经脉阳行于外阴行于内欲识经皆同虎口前两骨分处为歧骨肩端骨罅为髃骨肩背之上颈项之根为天柱骨大阳皆会于背脉之大椎为会缺盆足阳明胃经穴名自大椎而前入缺盆络肺下膈

當臍旁天樞二寸屬於大腸頸莖為頸耳
下曲處為頰人中即督脈之水溝穴也
足陽明胃脈起頞中下循鼻外入上齒中出中環脣下
交承漿却循頤後出於大迎頰車耳前循至額顱支從
大迎下循喉嚨缺盆下膈屬胃絡脾直者從缺盆貫乳
挾臍入氣衝中支者從胃口下循腹裏合氣衝中以下髀關
伏兔中穿入膝臏中循脛外廉下注足跗中指內
間支者別下中指外間支者別跗上足太陰連
胃為足陽明經頞鼻莖也亦名山根足之三陽從頭走
足故足陽明脈起於此後凡足三陽經皆然環繞也
承漿任脈穴也腮下為頷頷之中為頤大迎頰車皆本

經穴額顱髮際前也至額顱会於督脈云神庭喉嚨即肺系也缺盆本經穴也在横骨内氣衝即氣衝亦本經穴也在毛際兩旁胃口胃之下口當下脘云々難經説謂幽門者是也支者胃口即支者大迎自缺盆入内由胃下行而与直者復合於氣衝云中也髀関本經膝上穴名伏兎亦本經膝上穴名膝蓋曰臏骱骨曰脛足面曰跗

足太陰脾起大指端循指内側過核骨後上内踝前端内脛後出厥陰前膝股内入腹内行属脾絡胃上膈挾咽舌本相連支者胃注心脈焉

脾為足太陰經起足大指端隠白穴足云々三陰者

系

足走腹故足太陰脈發於此凡後足三陰經皆起
核骨大指本節後內側圓骨踝骨有內外之分
即孤拐骨也踹腨通足肚也股大腿也百髀內為
股咽胃之上口也居喉之後本根也

手少陰心脈起心中出屬心系下絡下小腸支者從心系挾咽係
目直者心系卻以上肺下出腋下循臑後廉行厥陰後
肘臂後廉抵於掌後銳骨之端入掌後廉小指
內端交手太陽不得分別
心為手少陰經直者經之正脈也手腕之踝為銳
骨神門穴之

手太陽經小腸府脈起小指端外側少澤上腕出踝循
臂下廉出肘內側兩筋之間上出肩肩井流脾交肩以

入缺盆絡心循咽下膈抵胃小腸屬支者缺盆循
頸上頰至目銳眥却入耳中支者別頰上行抵䪼至
目内眥足太陽接
小腸爲手太陽經起於小指外側端少澤穴肩後骨縫
曰肩井即肩貞穴也肩井下成尻骨爲肩胛即
肩膊也交肩髃左右交兩肩之上會於督脈之大
椎背自角又下爲頰
足太陽經膀胱府屬起目内眥上額交巔至耳上角直
者從巔入絡于腦還出下項循肩膊內挾脊膂中入循
內會而絡于腎前屬膀胱支者腦中貫臀入膕支者
膊內左右下衡胛外後廉下合膕中以貫踹內外踝後
纏循小指外足少陰連

膀胱為足太陽經起目內眥睛明穴出巔頂也額上為腦腦後為項肩後之下為膊中行椎骨為脊脊兩旁內為膂膂骨之上為腰中尻旁之大肉為臀膝後曲处為膕中

足之少陰腎臟之經起小指下斜走足心內踝前出然踝後边跟中踹內出膕內廉上股內後脊膂中穿屬腎前出膀胱絡系直從出腎膈肺喉舌支肺注胸手厥陰接

腎為足少陰經起小指下斜走足心之湧泉穴足踵曰跟兩乳之間曰胸中亦膻中

手之厥陰心包經絡亦曰心主又理膻中脈起胸中出屬心包貫膈而下歷絡三焦一支循胸中橫行出脅上

於腋下循臑内行太陰之後少陰之前入肘下臂行兩筋間入手掌中中指端循支別掌中手少陽接心包絡為手厥陰經包絡者包心之絡心即居于其中凡脾胃肝胆兩腎膀胱各有一條繫於包絡乎旁以通於心使心為包絡之君而照于上包絡為心之相而位于下以体而言則曰心包絡以用而言則曰心主一經而二名実相火也靈蘭秘典膻中臣使之官即指手厥陰經而言也三焦者胸腸腹之三焦也三焦之腑為臓腑之外衛心包絡之臓為心臓之外衛故其經亦兼包絡之經為表裏而相絡也腋之下曰脇掌中即労宮穴也中指端衝穴也

手之少陽三焦之腑經起于名指外側関衝循腕出臂

贯肘上肩内入缺盆下布膻中散络心包循属三焦
支者膻中缺盆上出上项耳后上角以屈下行耳前循
颊至頔支者耳后入于耳中出走耳前锐眦中终
三焦为手少阳经目外角为锐眦頔音拙面秀骨是
足少阳胆脉起锐眦上抵头角耳后循颈下至肩上以
入缺盆下腋循胸过季胁下髀厌中出膝外廉下外
辅骨抵绝骨端踝前跗上小次指兼支者耳后入耳
中耳前至外眦从大迎交颊抵頔下颈缺盆合原
贯膈络肝胆府居属乃循胁裏出气街绕云
毛际横合髀厌支者跗上大指间循岐骨内出足
厥阴连
胆为足少阳经起于目锐眦瞳子髎穴胁骨之下

曰季脇髀厭環跳穴也輔骨膝下兩旁高骨外踝
上骨際曰絶骨

足厥陰肝起大指甲叢毛之際循跗上廉自内踝前
出太陰後上膕循股入陰毛中環繞陰器任脉會同
上抵小腹挾胃屬肝絡膽貫膈布脇肋間循喉
嚨後入頏顙專目系上額會督於巔支從目系
環唇内延支從肝隔注肺周旋

肝為足厥陰經起於足大指外側大敦穴其内側
為隱白穴乃脾經之所終也叢毛名三毛頏顙咽
顙也目内深處為系周旋迴周循旋轉也蓋營
氣之逆宗氣而行其一呼脉行三寸一吸脉行三寸
呼吸定息脉行六寸一刻之中計一百三十五息脉

行八丈一尺二刻之中計二百七十息脈行一十六丈二尺為一度周於身積至一晝一夜為百刻刻則一萬三千五百息脈行八百一十丈是行于晝者二十五度行于夜者二十五度始于手太陰肺經而終于足厥陰肝經至五十度而復旋轉以會于肺經也

奇經督脈任脈陰陽同宗督起下極上循脊中升山顛下鼻斷交而終任起中極貫腹歷胸循喉上達承漿乃窮

凡人一身有經脈絡脈直行曰經旁支曰絡經凡十二手之三陰三陽足之三陰三陽是也絡凡十五乃十二經各有一別絡而脾又有一大絡并任督二絡為十五也共二十七氣相隨上下如泉之流如日月之行

不得休息故陰脈營于五臟陽脈營于六府陰陽相貫
如環無端終而復始其流溢之氣入于奇經轉相
灌溉內溫臟府外濡腠理奇經凡八脈不拘制于十
二正經無表裏配合故謂之奇蓋正經猶夫溝渠
奇經猶夫湖澤正經脈盛則溢于奇經陰維
陽維陰蹻陽蹻衝也任也督也帶也是也獨舉督任二
經者以身之有督任猶天地之有子午且其脈一源
二歧一行于身之前一行于身之後行身前者以統
一身之陰也行身後者以統一身之陽也下極之俞
兩陰之間屏翳穴也屏翳兩筋間爲篡篡内
深處下極也斷交本經穴名在于唇齒縫處中

極首隱之之也承漿本經穴名在下唇唇稜之下

第二論脈大会

正寿十の経脈俱同独手太陰経為肺通百脈会肺故

候吉凶

第三論寸関尺部位

診脈掌後偏外氣口高骨内旁是謂関部寸陽居前

尺陰居後尺寸之分尺澤至手一尺之位是謂尺部尺上一

寸寸部為跗尺寸之中関為界限

第四論脈上下

寸関与尺分別左右每部之中外内両候前之半部為

外居陽後之半節內居陰方其脉之至上下俱詳上
至自後進前半節陽生於陰近背之候下至自前
退後半節陰生於陽以候近腹腹陰背陽者皆其
居

第五論尺寸前後之候

細之前後以候臟府藏府高下因之而候且如寸
一節之中值前半節以候心宮值後半節以候膻中
闗前肝胆後無膈通右寸前肺後以候胸闗前司
胃後候脾宮兩尺前腎後候腹中腹中之又包
指之旁大腸小腸膀胱在中腹臟三府候之左
右小腸心配大腸肺偶心肺若臟大小腸腑腑

腑臟列水左火右膀胱尊水小腸同候三焦一系寄
胸膈與腹左病左察右病右旁寸主胸上關主膈
中尺主腰腹腿膝足終

第六論脈至數

診脈平旦飲食未進陽秘陰平平脈可審醫宜心
靜自氣調勻呼吸の息五至為平

第七論脈本位

臟腑本位心肺有別肺達皮毛心平脈息脾主肌
中肝筋腎骨應時浮沉氣形不停

第八論脈形氣

氣居手陽出于胃海應于突滑衛灌百脈稟之乃

能大会氣口形乃藏形一居真阴一歲之中因時而更肝弦居木重時乃得心鈎居火夏月到会肺金秋毛腎水冬石今衍其要乃小異大得弦號与弦洪書鈎脈浮濇為毛沉滑為石後亮耎弱土臟本脈細与其候前三尺寸四時相兼本脈不改氣貫手内交搆阴陽氣多為病形多為殃但形与氣斯疾堪傷

第九論脈来去至止

来者為陽骨肉之際升於皮毛為氣之出去者為陰膚氣之際降於骨肉氣入於肉来去流利調匀為宜来去虚実病処攸知来以候外去以候内虚小為平実強為逆来実去虚病於外彰来小去大病

於内藏至其脉应调匀则吉此其暂息是谓歇至

此久有常是谓绝气歇至主病绝气不治

第十论脉奇偶

凡脉之状奇偶为主奇其单凡偶其对奇单凡奇

配代牢之类对耦反证浮表[沉]裹里以奇偶条陈大意

此谓偶其阴阳对耦

第十一论脉状

浮 体浮浮现于皮毛轻按便得深求之乏沉轻按云稍

重应指深按有力犹水投石迟脉来徐呼吸三至数

脉来急呼吸六至滑体圆静往来流利荷上水珠转

旋生异濇形迟短往来塞滞参伍不调刮竹相似

實乃充實舉按有力虛乃空虛舉按無力洪者
滿指散漫倍常細者減小一線相似緊者勁急大
而轉搏如轉索狀兼弦有力緩為懈緩中寬不急如
絲在經兼弦無力長為條長如弦之直越乎本部
兩頭出指短為短縮不及本位喻之如龜縮頭藏
尾促為催促數中暫止結為突結遲中暫止偶者
如是之奇者轉長代為更代動而中止不能自還良久
復至止數有常非暫之比牢本堅牢況弦大實不
上不下牢守其位革居浮中弦大無力如按鼓皮
內空外急之象弦如琴弦初中末直其來挺然之勁不小
轉指動乃動搖短滑數偏上下不移連動中位芤

乃草危浮大弦少困按亦知中空旁实濇按不堅
浮細弦少按之隨下弦頭有底弱实浮細比虛不及
全弦起伏扶持不起[illegible]如不斂浮中满指按則多散
如不固聚或數解索散弦調促此脈大抵主氣血
散失之候最為危症微為微渺輕細不及似有似
弦蛛絲相類伏為埋伏骨外筋裏三按俱弦推筋
可取

第十二論脈陰陽

脈之為指中和曰平太过為陽不及為陰陽此虛弱
微細短濇陽此洪數長緊之數

第十三論脈洪属之候

候病證主逐部亦云平脈實滑合位應時病脈在是
每平獨異須察其部上下云至或同或異統屬
候之統率其標屬析其微蓋部證主尺肝脾肺者
自證屬應乎五行氣同則合於一氣異則岐於二前後
脈同統條為宜寸關前病而尺後推前後脈異屬
候矣云上至前病下至後推同中有異異者為逆同
同有強弱尤甚為勞有和兼乖和順乖逆前病上升後
病下出前因出部後覆前溢溢應上身覆應下體有
脈偏行而旁外內其診以指推進推出推進為內推出
為外侵內腹脹侵外身熱浮通主表證面皮毛經脈
筋骨百節四肢沉遁主裏臟腑骨髓口舌咽喉大便小水
虛為不及癢麻泄瘦實為有餘熱壅痛鬱時且

以統居跌云為二統候云虛一部兼尋或以數云部兼

尋大意左三部同病主心位右三部同病主於肺

○吾脈訣主證脈

浮

候洪陽虛實有殊浮實為邪浮虛為虛浮緩而大傷

風鼻塞發熱頭痛惡風汗戰浮實無力亦擬風證浮

緊而濇傷寒云脈頭身疼痛惡寒熱熾浮大力若治內

傷陽氣浮微惡寒表虛失衛浮滑搏濇內嗽宿食浮

盛搏衰內虛外實浮有搏笔笔根云忌平人壽夭患

北不起而寸浮盛風寒外至左關脈浮腹脹便濇浮

實强洪壯熱未釋右關浮虛胃弱少食尺浮絃洪

兼濇脚氣

沉

候洪微為實為鬱癥瘕厥若遲脹泄水氣沉實為積

沉遲痼[illegible]沉滑瘦食沉伏霍亂沉緩中濕

遲

為陰盛氣血積遲遲實為痛遲虛寒推寸遲氣

數

少尺遲血痢

為陽盛氣血燔灼數實為熱數虛為燥浮數有力寒邪觸冒沉數有力內熱云故浮數振寒或脈洪數身有痛處皆主瘡作痛退數存未尽為東數退證危真元已脫數按不鼓虛寒相搏微數崇吳蹤數難保細數而虛虛常陰弱兼沉骨蒸兼浮喘作加云嗽汗喉痰俱惡數候多凶有力猶可惟宜傷寒小兒狂瘡左寸數兮或際而數俱主頭疼數長吐惡數短心疼數止毒作數虛口瘡數健狂暴右寸數兮肺金火爍兼骨喘嗽洪數弦際喘嗽大作沉數骨蒸夏末最惡左關數際疼具脇膊數長壯熱數止怒过

右関数兮口鼻两燥浮而带数易飢易飽数卧
左尺赤脉洪数紧亦臨兼虚瘡作数臨右尺黄
结而燥

滑

為血聚熱吐食瘦後滑熱中细滑食傷滑雜大小吐
瀉云殃滑数瘦盛身瘦非祥秋逢沉滑冬月多七

濇

為血少虚寒精泄驚濇為痺弦濇女血濇盛多
瘦最難扶滑寸沉弦濇瘦喘氣逆尺沉弦濇阴證
云川寸関浮滑尺濇弦细久病足浮数病實冬厥

实

為实候熱痢食噦氣壅在寸氣脹在尺尺寸实满
叩逆頸疼春秋為順冬夏為逆

虚

為虚烦躁散氣血驚悸恍惚倦瘦汗泄脉虚兼大
内傷発熱夏虚傷暑身熱汗泄极擲凡雖证非一

剑左寸昏運右寸下血右関眼花右関停泄尺虚寸
搏女人崩血大法虚候多宜補益右氣左血寸
氣尺血

洪

為熱須虚實有别浮洪無中虚火宜益沉洪
有力實火宜浮洪急脹滿洪滑痰熱洪數暴吐
衄毒有之洪為病進邪熱難除肺盛心微痰居右
脚寸洪弦實尺臟汗泄秋冬右洪老人為逆

细

為寒濕積虚瘦浮沉细附骨積聚于中细虚少
氣浮濡一例六脉匀细五陰常休洪细不常虚宜
補益中於邪祟大寒下细

緊

為寒為痛疏症而别上痰寒左寸下痰寒左尺浮痰寒居表
沉痰居裏癰疽疑緊洪疝瘕緊细盛緊為脹
傷寒同例

緩為膚頑濕痺風熱項強左寸腳實左尺左關頸運
皆痿汗洩右關脾弱和緩本体

長為氣治和緩相兼尺長壽遐寸長神全左關越寸安
多思男大弦長滑充人為壽若現指堅胃氣不足
浮洪而長為狂為癲弦長為積隨位而迁左寸心熱
口苦舌粘右寸肺熱痰火相兼左關身熱或有洪兼
右關為積痛剋兼堅兼洪內積兼實倦眼左尺洩
溢女子激經右尺內熱大便燥堅

短為氣病氣虛氣促浮而短者榮衛澁阻沉而短者痞
在臟府短濇氣痛短滑痰凡

促為陽盛為狂為怒氣血澁滯脈道故阻漸退則生
漸加則斃

结为阴盛阳气凝浮结主表寒邪滞经沉结主里
积聚难通伤寒结代脉动心宫
代为气衰气荣可救宜于风家痛极孕妇气血暴
衰以为病脉
牢为里实胃气不足脚痛疲劳胀满气促
革为气敛带瘀疾拘束病气弦失同脉
虚寒半产崩漏吐血失精虚阳
弦为气敛带瘀疾拘束病气弦失主非宜秋深弦
盛木旺金衰肝弦为饮弦滑为痰弦缓为湿
弦紧为寒浮弦有力为风为拘弦急而散杂
病多危弦急为痛随位而断惟尺浮弦远

行足脹右関浮弦洪蒼之患弦細而滑右関虫斷弦急兼細右関非宜真肝刑土兼俱可醫右浮弦濇虛作有時搖之則滑數飲寒微右関微弱神剤方施左弦濡濇脊疼攸去痒搖弦濇痰飲業虧况小弦濇虛汗淋濁右尺弦急火旺陰虛虛常過越非藥能除火弦多氣病之軀十人九弦斯之謂耳

動為虛驚崩漏陽病陽動汗出陰動內熱

芤為吐衄崩漏失血隨其上下以診訖者

濡為汗濕冷痺亡陽左寸汗洩右喘嗽瘦左関壯熱右為食傷左尺陰瘦右尺陽亡陽

一云補益

弱 為骨痿皆血汗精泄在左血少在右氣怯居上惡寒居下作熱因病後傷老人為順少壯為逆大病云脉常宜補血

散 為血耗表強裏怯浮促兼散夏月本体傷寒產逢散症忌嗽逆但滑而散孕子三月產脉見散調氣補血專常云候独見剎逆

微 為虛候汗泄崩血浮見少氣沉見亡血寸主惡寒尺為發熱尺微兼濇女子不月肝腎俱微女為產絶

伏 為阻滞痰格吐瀉伏細水氣伏數熱厥傷寒脉伏實熱內結左寸脉伏神不守舍右寸脉伏氣滞痰結左関脇疼右積于内尺為癥瘕阴寒云

理

脉有未尽处三尺中寸关为前尺后相通尺候三焦
一部八候前后浮沉两旁覆溢
左寸前候心三部候心包血脉舌汗三焦水诊浮短浮紧
浮弦浮滑浮大浮大而弦皆为头疼惟滑兼浮微浮
而涩浮涩而弦肩背恶冷涩似头运浮弦洪涩头眩
吐痰浮弦而大数涩痛癫浮弦数散失血连连沉短
涩沉沉涩而弦单濡芤弱汗泄绵绵沉弦涩实
心中忧闷沉微虚痞沉滑而大女为怀娠沉弦微涩
口苦舌干沉细而长胀痞心膻沉洪而健跳痛多疲
沉细而急沉急心气沉洪兼涩心虚是的心三跳
候内外俱及
左寸脉候膻中宗气水诊浮微或浮而涩浮弦兼

寒

滑脈惡寒氣浮弦大滑脈疼瘦鬱沉滑沉微
或沉弦滑或芤或弱皆為驚悸沉弦大滑心跳
為據沉滑而大掌心熱鬱膻中之候外陣本位及
延他臟病各有主
右寸前候肺之高位肺司皮膚氣候脊鼻外診
浮微脊背寒氣浮弦上隨肩背脹急浮洪緊喘
氣急來息浮弦虛洪虛沉弦細急浮洪上隨滑短
滑至浮滑浮短浮弦帶滑俱主咳疼滑惡寒
氣浮滑弦洪鼻衄可識沉滑沉滑有痰宜抑
沉弦洪健堅疫凝滯緊沉而洪喉疼囊秘沉
滑弦洪虛宗削異虛嗽瘦洪實瘀堅滯沉

中弦濇沉滑洪表沉短而滑沉短嗽痰沉细氣
短冷汗難干沉细而滑熱蒸骨裏表沉微或弱皆主
乏氣沉洪咽干足熱毒糞滯芤衄濡汗虚乏之
力肺之政候有表有裏

右寸後候胸中自膺胸為上焦輸送陽氣之外
圍兩膺之位如診浮濇浮弦濇侵皆主胸膺左右
刺痰沉短無弱沉微沉濇沉短帶滑皆為短氣
沉帶弦微胸膈痰滯沉弦大實上氣壅塞沉
弦大虚胸中痞急大熱滑痰實脹虚痛胸中
主病不離本位

左關前候肝胆同居肝司節血脇肋之際如浮

而弦浮濇浮虛浮微浮短目眩葉嚇浮遲弦緊脇
疼由鬱浮濇而急筋疼而拘浮洪胸滿兼實目疼
浮弦洪濇目紅壅脹沉濇腹痛積塊手移緊
弦沉兒腹疼彼鬱沉弦細濇痛木四肢沉弦洪
滑沉弦洪滯單芤滑緩眩暈由識筋枯遲弱
肝脈濡虛肝候為病上下兼診
左關脈候乃膽之位膽為中焦生氣之主診之
浮濇浮柔弦濇皆為偏墜痛劍兼急沉弦兼
濇沉小弦急或沉而緊膽疼可據沉粗弦濇膽
熱時至短弱芤微皆膽脹急膽之診候居之
本位

右関前條胃病飲食諸云浮洪浮濇浮滑浮小弦至滯浮長弦急或濡或微惡心可識浮濇弦粗面無時至沉濇沉緊沉弦並濇沉濇而弱吐嘔少食沉小弦滯多為噫氣沉短微濇氣拘亏但沉濇弦粗須分虛實虛為腹脹實易消食沉微吐酸沉滑宿食沉短口淡沉實飲水沉弦濇関胃脘痛急嘈雜洪滑吐紅黃濇胃亏

一主病多屬于氣

右関以條乃脾亏使脾司運化四肢血氣如運浮濇或緩為至四肢惡寒倦怠氣少浮弦細濇兼怕冷食浮洪而緊腹中鼓脹浮微寒熱浮遲食

帶沉小虛弦肢倦少飲沉弦細長腹脹倦睡
兼云急滑腸痛有聚沉細急長積痛可
必沉弦伏滑水浮食帶沉弦虛大年後盛
蓋沉弦兼急沉緊腹疼沉弦而小手足冷
力弱兼小滑飢飽斯易供健易飢骨滑
食帶常弱芤緊腹臍為據短微細弦俱
將少氣微芤疼紅芤甚崩漏芤而帶滑下
血有是芤而下漏便泄宜塞脾云改候兼言
血氣
兩尺副候之真腎陰腎司瞳耳骨髓腦精中
手浮陰浮弦滑附或浮而緊按之不足或浮而

濇皆為聾耳候沉濇弦大沉洪女肆沉弦細弱
男為滑精緩細腰重其為目昏弱短弱濇俱為
耳鳴單為微弱曉熱宜清尺前亦候左右氣分
右尺後陽以候其腹腹為下焦猶亦水瀆小腸前
陰外兼膝足如見浮濇或兼弦至前轉足膝
冷痹下足浮洪弦濇行慢居脬緊弦急痛居
下部沉弦細實睾丸偏重兼急刺疼右候同之
至於沉細陰囊濕痒沉洪沉滑沉大弦帶甚
為濁淋微尿赤濇沉細兼濇沉弦濇隨沉濇
或短男為夢遺女為白帶老人數尿沉微而
濇下身麻木弱為陰痿女弱不同滑弱陰疼
短滑崩漏弦濇浸內塊脹小兒其為並例考

覆經阻

老人後亦以候腹浮同左尺後際亦候浮弦粗濇脈乃腫毒浮小短濇脈乃痔漏沉候大腸濇痢糞難診沉弦濇沉弦而長沉濇而大大便燥難沉弦兼小沉短糞濇沉洪弦實濇結粗串沉洪而滑兼痢亦初沉短而濇痢亦久虛沉微而芤下血亦候沉弦粗濇濁因食阻沉弱濇虛濁宜固沉小虛濇兼沉脾部臟府主虛亦為濁候腹中亦診須分左右

第十七論脈形相應

年幼疎密○臨診須詳○瘦人脈浮○肥人脈藏○短人脈短○

性

長人脈長。形小細瘦。形盛其實。雖後脈實。性燥
脈剛。左大順男。右大順女。男宜寸盛。女宜尺强。

第十五論妊脈

妊脈緊滑多見右関男女之别左腎脈參脈盛
誕女腎盛生男肺腎俱盛一男一女雙女寸盛雙
男尺强或有吐傷右関細濇須診左寸滑長
滿指中衝脈盛以此為據臍中有損右関病
識其數微弱俱宜調理半產漏下肺革尺濇
或右遲之不久之别斷產之後脈多歇至乍大
乍小乍疎乍密

第十六論七情脈

又情喜緩悲短憂濇思結恐沉驚動怒急

第十七論脈反常

脈有反常醫云最忌秋冬洪弦春夏沉濡老人太過少壯不及形盛脈微胸中短氣身瘦脈大胸中喘急汗出躁煩産後洪實欬嗽沉伏頭疼短陽虛疼弦堅中氣急實喘急細微瘦痺緊急中病脈虛外病脈濇心腹疼痛失血瀉痢中惡金瘡浮洪不利傷寒溢痛腹大水氣中毒奔狂沉細不吉

第十八論脈不應

氣脈之候有變有常平人氣脈偏歷宜詳暴病氣脈攢附而治氣可治折冷痛吐痢夏憂驚食疲

折傷經閉妊孕傷寒風病之類久病無脉氣
絶即死將死之候月内可識尺脉三寸其脉無
矣

第二十論南北之政不應

南北之政以花圖推三陰三陽下列年支少陰君
中葵火子午陽明對待金克卯酉太陰居左丑未
之土太陽對待辰戌水布厥陰居右巳亥之木少
陽對待寅申火附欲知脉變先立其年年支之
上是謂司天司天居上對待在泉欲知年干南
北之政南政土運甲己之年喻之君臣南面之尊
寸主司天尺司在泉少陰司天兩寸不應少陰在
泉兩尺不應太陰在左不應左隅厥陰在右右隅

列觀寸上尺下隨陰所居所謂不應陽氣不應司故脉
沉細或無俱宜尺寸左右反診經云尺寸反死左右交
危此政の運木火金水乙庚丙辛丁壬戊癸喩臣以面
上下異位司天尺推在泉寸主惟與殊南餘皆同矣
歲當陰脉在寸反見于尺尺云陽脉而移于寸也子午卯酉年
有云左右交○歲當脉陰在左而反見于右右云陽脉而移
于左歲當陰脉在右而反移于左左云陽脉而移于
右也寅申巳亥辰戌丑未八年有云

第二十一論勝病

病發云脉不勝邪宜風家浮邪當熱盛沉微喘嗽
洪數水腫後虛遲脉噎腹滿弦緊相數

第二十二論各部不勝

各部不勝左關浮濡右寸沉微右關弦緊右寸
洪數又後不吉

第二十三論不勝改勝概

概論不勝者弦濡斯弦濡氣短病作秋時多弦者
病多氣死推脉兼改勝者弦後至氣盛日平其病
自己弦後氣勻長夏病至長夏居土土旺生金金
刑肝木故病相侵失弦者病失氣亦死產者為倒
餘皆傚此

第二十四論子來扶母

子來扶母其病易瘳假如春月脉弦而鉤弦母
鉤子餘可推求

第二十五論脈不勝死期

真臟之脈絕形無氣形陽氣陽陰陽為異肝至勁急如按弓弦心至堅如偃彈石搏堅肺至輕浮吹毛颺然腎至沉絕解索而墜脾至至弱疏數相兼水流不鼓屋漏不連鳥距前小鳥啄鏡墜肝死庚辛心死壬癸肺死丙丁腎死戊己脾死甲乙不勝為忌真臟微氣肝憂申酉心畏亥子寅卯刑脾巳午刑肺腎之忌畏辰戌丑未者

第二十六論病人止脈死期

真臟脈止死期列殊蓋脈流動五臟病之五臟者心肝脾肺腎其氣應脈有序首尾合乎先

若五行生數其數水一火二木三金四土五五循環為常五
至不息臟周于一年太息藏周于十五臟氣全年
年止一臟氣絕剋既于止者有常數死期所疑數止
之法惟以止數起凡五為周不及求之止止當所臟是臟
年氣自旺日支不旺而死

第二十又論手人止脈死期

手人脈止須擇年支年支環列三合支司三合之又就
立鼎足申子辰水土為之附寅午戌火亥卯未木巳
酉丑金五行四局次當年支三合取屬屬部逢止
是臟不足不勝年月其死可卜且如申年止見足部
年部屬水腎藏不足子年一月土旺年時克水
乃死其餘可推

第二十八論怪脈

真臟脈形屚泉雀啄魚翔蝦遊彈石解索替：至偏也來分散口魚翔浮中上沉蝦遊沉中上浮屚泉如水之出泉混工而來急出指氣血紛滞

第二十九論上古三天診

上古之診三法俱行其一寸口參之人迎上下齊等如繩曰平偏盛為病審在何經人迎一盛少陽病俱二盛太陽三盛陽明寸口三盛病在三陰一厥二少三太相承手足經經躁靜之分兼躁在手沉靜在足四盛以上俱為死候上古格陽下曰關陰上下四盛關格失臨其之分診十二經經三部九候調方為古病其遲數大小狠異實偏虛無補或施針刺其訣

生死衝陽為主直上五寸有生無死其一獨取氣
口三位又寸三候以訣生死嗟都從三部其二
惟有尺寸獨存天意

第三十論虎口脈紋

小兒三歲脈鄉屬其綱三歲以下脈來候標男左女右
虎口紋現食指三節為三關初風次氣末命訣
要無病三候紋不候關隱隱三三色紅潤黃明
為病青驚白疳紫為風襲紅乃傷寒黑時中惡
黃因脾胦青黑侵驚紅紫陽亂紋多見氣不
和看入掌內釣入風氣傳入氣病重入命多亡

第三十一論小兒氣口三脈

三歲以上其脈初至法取氣口診以一指細數和平又

至八至無則太過實則不及沉細冷滯沉數骨蒸
沉數滑無陽虛氣促結虛驚結聲滑胎單細
為痛結浮御聚小緩短沉皆主宿食腹痛沉緊密
作弦亦是十至為困亂故不治
常云平二論總結大意
醫云診法義理幽微中見男婦大同小異詞雖盡
意解數可推廣為常引進他岐
統屬診法

○脈狀集要
大脈隨氣血而實也○氣血盛則脈實○氣血衰則脈
虛○氣血熱則脈數○氣血寒則脈遲○氣血多則脈滑○

氣血少則脈濇。氣血收則脈緩。氣血亂則脈散。凡此此等至理存焉。自素問以至近。惟滑伯仁戴同父能究其妙。其他脈訣筆要者訂等書。皆不足觀。余於是疏釋各義。以陳奇偶之狀焉。

偶狀 計十六脈

浮者浮也。輕按于皮毛之間。應指如水漂木之狀。曰浮。

沉者按也。浮按全無。中按微應。重按乃見。如石投水之狀。曰沉。

遲者慢也。一息三至。減于平脈一至。曰遲。

數者急也。一息六至。多于平脈一至。曰數。

滑者利也。應指圓靜。來去流利。如荷葉上水珠之狀。曰滑。

濇者滯也。來遲去滯。參伍不調。如刀刮竹。塞滯不利。曰濇。

實者充也。浮中沉三按俱有曰實。
虛者空也。浮中沉三按俱無曰虛。
洪者大也。按之滿指。肥于平脈一倍曰洪。
細者小也。微也。指下線縷。瘦於平脈一倍曰細。
緊者勁急也。大而轉指。如轉索之狀。即弦有力者是也。
緩者縱緩也。中寬不緊。下緩在經。即弦無力者是也。
長者修也。通過本部。兩頭出指曰長。
短者縮也。不及本部。或前有後無。或前無後有。或
中有而兩頭。退縮俱無。如龜縮頭與尾
之狀曰短。

促者催促也。數中一止。復來而無常曰促。

結者交結也。遲中一止。復來而無常曰結。

奇狀計十一脈

代者更代也。來自骨肉之分。行乎皮毛之間。斷者而止。忽有常數。良久復來。由于一藏之氣絶。他藏之氣所至也。

牢者堅牢也。沉弦大實。不上不下。牢守其位曰牢。

革者皮革也。浮弦大虛。如按鼓皮。外急中空曰革。

弦者琴弦也。端直以長。中脈按之而不轉。猶如按琴弦之狀曰弦

動 其搖動也短滑而數也上下不知連動中部曰動也乃一部
云中非関部也也

芤 其草名也浮大而柔也重按則四旁有而中空如芤孔
草中空云然也診法云芤因按而得名也

濡 其柔也浮細而柔也全無氣扶持不起狀也（按之則無頭而稍有如綿漂水云狀也）
曰濡也

弱 其不强也沉細而柔也全無起伏也扶持不起云狀曰弱也

散 其不聚也按則虛指浮大而散也四旁而不團聚曰散或三
五條而統紀無緒如解索云狀曰散也

微 其微也虛指極細似有似無如蛛絲云狀曰微也

伏 其埋伏也浮中沉三按俱無也以指推開其筋方見也診
法云伏因推筋而得是也

醫診四十六字

舉　輕手循之名曰舉。浮脉中間仔細推，有力有風兼表寔。無神無力的知虛也。

舉手輕循而得者，名曰浮脉。經云：浮為在表，主陽矣。又曰：浮脉非陽不足也。浮而有力為風，為寔；無力為虛也。

按　重手取時名曰按。按之不足是元虛。有力有疼多滯氣。宜温宜下細推詳。

下手重按而得者，名曰按脉。經云：沉為在裏，主陰矣也。沉而無力為虛；有力為積，為疼，氣滯也。又云：沉多有餘屬陰分也。下手脉沉，便知是氣；脉未附骨，便知是積。氣脉沉細，積脉沉弦，寒脉沉遲，内熱沉數。若陽氣内虛，脉則緊緩；陰結於内，脉則長堅。

尋

不輕不重曲求尋　個裏机関理最深
生死虚実惟其内　粗工豈辨石和珍

尋即尋其有神無神並胃氣也。蓋診脈不宜造次，須仔細尋認大部脈形息數何如，然後可以斷其虚実生死。

候

四時旺脈何為主　要識弦洪石與毛
一字精同分兩義　脈家候氣最為高

診脈第要論四時旺脈，然亦不可拘滯。其說謂弦洪毛石形也，神胃之有無氣也。形易知而氣難別，要以己之息合其氣於斷續上下而得神胃之有無於旺脈間，始可判其生死虚実也。然経云：春胃微弦曰平。

弦多胃少曰肝病但弦無胃曰死胃而有毛曰秋病毛甚曰今病夏胃微鉤曰平鉤多胃少曰心病但鉤無胃曰死胃而有石曰冬病石甚曰今病長夏胃微耎弱曰平弱多胃少曰脾病但弱無胃曰死耎弱有石曰冬病石甚曰今病秋胃微毛曰平毛多胃少曰肺病但毛無胃曰死毛而有弦曰春病弦甚曰今病冬胃微石曰平石多胃少曰腎病但石無胃曰死石而有鉤曰夏病鉤甚曰今病是也

逆順 得失 新久

俱同玄机

疏

緩

脈見堪容胃氣存　病邪自去不須攻
緩來無中真元壞　固氣除寒事不同

病人邪去正存脈來和緩而勻非虛緩也乃形體柔軟堪容有和緩之意如柳之柔也不息也緩中有神乃有胃氣緩而無神元氣空虛急宜溫補

急

火熾元虛脈急　有餘不足交加
醫能分別無差　正復緩來邪罷

緩急二字至要最關出手診視之手能知其所裡中工夫且急脈之因非急也數之急也診其幾來急而不緩勇而無柔已知邪脈勝於正故脈來急中帶弦有餘之病正作宜疏宜瀉緩而急宜汗宜

清散況而急宜下宜攻緩急去後來是和退正復
乃佳兆也

濇同玄机　真　濶同玄机　和　滑濇俱同玄机

大

脉大當思病進　臣欺君弱胡行
要知莫泊細推尋　實偎虛補驗症

要略云平人脉大為勞即元氣受傷也以其受傷太過
脉反洪大形大力泊其虛可知症餘脉大尺寸一般牽按
皆然當下云氣為君火為臣君弱臣欺氣弱火餘其
理也用温劑服用寒劑與脉本不實寒藥亦忌形瘦
脉大胸多氣痰

細　促　結　俱同玄机

理土 温脾

資生萬物位坤宮　要温便温宜理中
氣血元頼滋化　先天養育頼為宗、
土為萬物之母在人身中脾胃是也喜温而惡湿若
地黄滯湿非其所宜惟参苓姜朮豈殊甘草則
深有補益之功先天頼後所養血氣由此而生
故凡治病必先視胃氣之有無次察死生之虚
實此重要此惟中氣而已

固 補命門

一点真陽寄坎宮　固根須用嗜甘温
甘温有益寒無補　堪笑庸醫錯用工
亥水中火乃先天真一之氣藏於坎宮此氣自下而
上與後天胃氣相接而生是人身之至寶若苐
傷過度損竭真精以致精不能生氣氣不能生

神使相火妄動飛騰出現有餘之症實非有餘乃
下元不足之故也蓋火與元氣勢不兩立庸醫不達
偏執丹溪之法四物加知母黃柏能滋陰補腎謂
火自降愈投愈損夭折天年寸之過矣惟宜峻補其
下使火自歸經病即愈又如元氣驟脫相火
亦衰忽脈微細足冷厥逆名為脫陽之症理宜
重劑溫補輕劑不能救矣

清金

清肺 清肺甘寒味最良 水金滋養化元長
火加辛燥純涼劑 莫使真元氣受戕

肺為五臟之華蓋統攝諸氣運行不息居至清
之天秋寒難犯故畏惟火而已或帶傷有感瘵因火
動中焦之氣必傷而嗽瘵咳血症生矣治宜甘

寒滋養使子母相生不受火制而後可以復其本然之
性且心性燥絶涼不宜過用過則反傷其氣須察
脉之虛實脉若不足是有瘀血之端亦當温補其
元元不受傷虛火自降矣切忌寒涼之劑凡吐
血衄血瘀未甚者當行滋治補中益氣湯
加姜桔麥冬五味之類余用治吐血之症一用
清涼一用補中寧不用參取効

揚散外感　外感風寒咳嗽　身多發熱頭疼
或兼火鬱及批經　發散輕揚自定

四時有暴感風寒之乃時行寒之疫非真正傷寒之初則
入手太陰經之必咳嗽痰涎鼻塞或頭疼發熱之状
若傷寒勿乃濫用辛甘發其汗但當察其脉

云虚实验其症之有余不足以轻剂风药引而扬之
如乾葛升麻葱白豉紫苏防风之类加凉剂或
参苏饮而行若兼火郁发之亦当若甚重而内伤相
挟者独有气口脉微大忌寒凉辛散须补中益气汤
而加温药以条升解而愈此法百不一失

逆从 俱同玄机

欲

求 恶心 火

呕逆声频气有余 欲食难入费踌躇
寒因热用须化救 姜制橘连倍竹茹

经云有此求之求心火之有余也盖心为君火自焚则
死况真脏所藏之所但喜寒而恶热太仆所谓寒
亦益心也又云呕逆生而食不得入有火之病宜求所

但寒因熱用，則其理不可不明也。

責水

補腎　寒動於中責腎虛　腎虛陽脫氣難拘
誰知門戶宜牢閉　失禁令人必喪軀

經云：無水者責之，責腎水之不足也。夫兩腎統一身之門戶。丹溪云：天門常開，地戶永閉。腎乃先天火水元氣之根蒂，稟賦厚薄、壽夭之樞紐。善保養者無虛脫之患，則火不妄動，真氣不損，存守于中，乾健不息，而胃氣相接，何病之有？苟或勞傷過度，真氣泄之矣，致使相火妄動，則元氣無制，百病生焉。經曰：腎虛則寒動于中，蓋真陽衰脫而作陰，則地戶不禁矣。脈存則生，脈脫則死矣，宜亟補于

下後則不能斡旋也又云熱無可不熱且是無火也食入
反出是無火也並宜温之用理中八味之類

緩 同玄机 謂 謂同玄机 刻

勢急難旋緩治 虚實重劑當爲
理中承氣斡旋危 用當藥數計

峻

峻治之法生死之際在若發机胸中生一定之見其人勢
不能暴也蓋虚則理中附子實則承氣大黄其人餘
蒸物利害何關誤之云不對一食菓核而已若能知虚
實而於用此法於所謂中工矣人患傷寒之病汗不汗
其熱過不解以中煩燥不寧舉已之意矣宜以大劑補
中益氣湯加麻黄桂附等藥一服即愈此峻治之法

也或誤用寒涼辛散，其死必矣。
兼　實虛挾損胃中傷，攻補兼施要酌量。
先理脾家為切要，氣行無礙補無妨。
兼治之法，攻補兼施，氣血兩虛之物為君，挾瘀兼用
二陳少加涼藥。若飲食傷胃，或吐或脹，或
滿悶，或怒氣挾食傷肝，皆損中氣。若兼內外勞
傷而頭痛發熱，須調理脾胃為先。其腹痛吐瀉
滿悶等症，用溫補兼香砂，辛熱之劑俱誤。症乎
復脾胃之氣運行，始受施補之藥，以保仟解而愈。古
云：氣弱物傷，補益兼行乎消導，然之謂也。兼
有不足之法，自宜活潑為當。

候

傷寒表實休輕汗　火數半虛療等閒

歷代明醫皆如法　予今識透此玄關

感外有餘之症，必身熱頭疼、惡寒無汗，此表實之故也。若言表實者不宜輕發其汗，惟宜候蓋火數必來，作戰而有不戰而汗者。若此時藥宜溫補以助之，使正勝其邪，汗解而愈。然數未至而強發其汗，出邪自出，不傷真氣，其病愈甚。如予心以之悟焉。

予詳候字法，藥用溫補助正散邪，渾為同理，但宜驗脉症虛實行之可也。如外感表實，脉浮緊有力，形氣有餘者，自宜用古法汗之；惟有脉來無力，形氣俱弱，行役房勞挾虛者，不宜执古法強汗之，而反傷正。

誠

氣也莫若温補助正為妙矣古云傷寒表症脉實
也此不可汗汗之則死亦為正氣虛故也觀此二者云虛
豈不宜温補正助使其正勝邪却乎此則毋實實
虛虛之失矣

奪 醫病逆机立見當 宜攻宜守存亡宜慮
心存為至司人命 急奪乾坤造化標
古云用藥如用兵机不發奏古醫能定奪識見昭然而攻
守兩當識斡旋造化手也經云土欝則奪之下之令無
壅滯也又云奪血者為汗奪汗者為血此傷寒太陽云
表症血即汗解而愈矣

滑 血脉數榮往來利 全憑金水相生濟

[illegible]

潤燥之法要不外乎柔用甘寒滋榮潤燥流通血氣也已但人身水一火五陽實陰虛理數之常況嗜欲無節以致腎水受傷虛火為患則燥渴之病生矣或前後秘結或瘀在咽喉向乾咯皆津液不足故火動元傷腎虛惡燥豈能全其代真育理宜補養水中之金俾金水相生出入升降濡潤相通何燥之有其燥渴為病宜甘寒潤燥養金益水非用苦寒而愈也

肺為華蓋之皮毛　金体原來畏火銷
便榮枯津液涸　滋榮潤燥有功勞
脾濕生痰滑腸　腎虛氣弱多唐

濇

遺精失禁是同行　溫濕補方最當

濇脈云法在乎温補健脾行濕凡脾濕生痰以二陳加苓
术至久欬之類腎虛火炎不與或滑或憊世或多僻損宜
温補乎下凡虛脫滑泄之痢皆宜此法收不致變死
此也大抵世俗之痢非特健理坤宮亦宜温固坎臺
以甘温益腎為主

通

痢疾腸痰用因通　辨色分明驗久新
寒則當温熱當下　有餘不足妙如神

通脈云法出乎腸痢二端若暑痢後重逼迫痰甚
速去居處或滯澀不行凡身熱色赤理宜急下
所錄凡腸腹痰痛按之以下如石者積也宜去
不過旁流之物若用止藥則益劇亦宜通下之模

通因通用之法。若痢久色白兼紅，身冷脈弱，去出無度，其腹無疼，忌用寒涼，如芩、連、芍、地之類，急宜附子理中湯溫補為要。瀉久色白如鴨溏者，積兼寒也，亦宜理中湯加木香、砂仁、苓、澤、山藥之類溫之。婦人血崩而小腹作疼者，乃經中不謹，精裹其血而成癥瘕，故有血崩之患，其色必赤紫黑。理宜去其宿積，而血崩只加稜、朮之類，亦通因通用之法。但崩而不作疼，虛之甚也，大宜溫補，切忌寒涼。蓋理血脫當益氣，陽生則陰長，古之良法也。痢疾止法，惟清濕熱，今俗痢溫補者，百僅三溫補，須身涼脈弱方可。

塞

中焦氣壅下元虛　滿悶膨脹似有餘
補下疏中開啓峻　頓然一服患消除

塞治之法，甚則驗人耳目，可謂難矣，且氣虛補法為時俗謬言，亦天下之通情，壅氣之病，誰敢補乎，不知下元虛之則中氣壅，其故何也，蓋以腎為生氣之源，若先天氣之不能上發，天胃氣相搏則喘脹生焉，甚則腳腫膨滿，法宜疏啓于中，峻補于下，乃先賢之高見也，且用參之法，輕則后上有礙，重則壅下，每服其功有健乾之能，非張筆說可形容，能知脈症而善用之，可謂中工矣，若脈不對，理宜疏泄，人參亦不可輕用。

启峻方　启峻参芪白术归　陈甘山药茯苓宜
更入姜桂泡附叩　真元虚弱细详思
人参　黄芪　白术（咽喉小腹痰不用）　山药　当归（呕泻不用）
甘草　茯苓（脾虚不用）　泡姜（头汗可去）　肉桂　干姜（有汗可去）
蔻仁　附子　陈皮
世传去当归加肉果不止加破故纸滑泻加倍
麦枣仁胃虚水泻加江米莲肉去当归心神不安
加枣仁茯苓饮食伤胃加山查去泡姜茯苓头眩
加天麻去泡姜小腹痛去白术加故纸茴香呕去
甘草加果姜或乌梅丁香藿香厚朴

峻補兼

塞因之法殊難全　啓疏中有峻補詞
此理若能知得透　孰云醫道不通仙

寒

假寒仍用寒　真寒亦用熱

惡寒戰慄非寒症　陽元陰微積熱深
莫使毫厘千里謬　寒因熱用個中尋

惡寒之病別因而寒起之其法尤難於不明陰陽元極之理殺輕用涼劑以陽火乎熱極反兼寒化即謂火極似水乃像寒而非真寒實真熱也寒因熱用不亦宜乎若真寒脈必遲微厥脫足冷厥逆或自汗或自利急宜大劑溫之熱極甚而惡寒厥逆者此謂熱深厥亦深也宜大承氣湯下之症若有餘

脈必有力，最宜細察，毋乃輕忽，以戕人命。假寒自開，真寒自閉，此為異耳。又將冷水探之，必不進，則知其真熱、真寒矣。

熱

假熱當補　真熱當下

惡熱云非熱　元陽氣自傷

若教悞實治　須用補虛方

惡熱之病，利因熱而悞之。蓋火與元氣不兩立，一勝則一負。元氣受傷，惟火獨熾，而惡熱之病生焉。理宜溫補其元，其火自退。此非陽虛火動而何？若真熱，則其脈洪大有力，必身熱譫語，大便燥結，腹中失氣，口渴甚汗，將井水探之，必不進，急宜重下。此陰虛惡熱

而存燥濕之物去其偏二地人參之味甘草當爲
山藥枸杞肉桂之類皆是也
補　補其陰盛陽衰氣脫　便溫要溫通情
不足　醫能識透個中尋　起死回生有玄
精氣奪則虛虛則補之形不足者溫之以氣精不
足者補之以味故氣脫之症陰盛陽衰最宜溫補
不宜涼假若用丹溪之法必難見效然欲補法先
輕後重不可及加太過反劇
瀉　瀉其實　病因由汗下宜　脈宜對症法當救
有餘　休將忽略輕生命　訣要心專出自然
邪氣盛則實實則瀉之然當分汗吐下三法邪在
上或寒或食或痰並宜吐之邪在表者汗之邪在

寒熱下之其皆有餘之症宜伯不宜王法當用行不
可因循而失之或一誤未當則禍不旋踵矣不可不謹
故欲行陽法先後而緩不及之不可有攻太過不可復
救補則補其不足陽則陽其有餘脈有虛實病原
如之補陽二字寒熱提之醫中之要秘竅在於斯

提

提下陷　氣虛下陷因何故　常坎離坤理之然
秘脫兩般無所據　全憑提固法相兼

中氣其胃氣也下氣其腎氣也二氣相接周流運不
息何病之有一或有傷病即生焉腎肝之陰不能升
心肺之陽不能降故有秘結之患先行通利兼提
或不效法當温補真陽其氣自然通達　孕婦人

血後崩脱亦宜峻補兼提凡下氣虚脱而患泄
瀉者即同此法經云出入廢則神机化滅升降息則
氣力孤危蓋天人乏而生之化之豈不由此一氣乎

越　生姜自然汁入火酒中用麦稭挺吸鑵飲一鐘吐
痰治膈上痰飲亦此意也

食塞胸中氣不調　越因越用法為高
如脾失運因無火　温補中宮積自消

凡飲食傷胃氣而停滯不散胸几几然有欲吐不
吐之狀此等正合越因越用之法若吐去物即患除
矣如痰在上焦妨碍升降心下悶或兼煩惱然
則鬱悶難舒亦宜吐解乃愈經云在上者因而越之其

也又云食入反出是無火也法及兼虛之兼桂附
當溫補中宮用理中去甘草加沉香荳仁白梅
厚朴之類頓服即愈此乃用越之法內有調中之
意存焉宜深味之

膈

治法中有四法　四法之外而曰生
汗溫吐下法是矣　生却法乃命之傾
治膈之法有四汗溫吐下是也法汗不汗失也汗之
不汗天氣不通也法溫不溫失也溫之不溫陽氣脫
而虛不受補也法吐不吐失也吐之不吐胃氣竭也
法下不下失也下之不下地道不行也四法不效俱為
死兆若不法而妄施之則逆矣故曰順之則生逆
之則死

驗

醫家臨證要分明　察色觀神識死生

聽足按知虛與實　還須驗舌聽音聲

治病之法先觀形氣次察脈色經云色與脈

當相參之且五色有五季之分惟土為正色四色之

中皆宜稍帶微黃方為佳兆倘不帶純純則真

臟色見即死兆矣其真臟脈見於方書如脈中兼

緩色中帶黃乃知其有胃氣必不死也目為五臟

之精華包藏於內發見於外若有其神則精

明燦然黑白分明實則陽光炳爍虛則陰翳朦朧

若失其神則昏昧不明或多有兼見矣並發無

知其脈中之神存否何如如兩神俱失決死無

疑若有心之當也乎於陷白而皆故寒也赤於心中

亢極所實熱也故紛岸脈服云為食

云黑者熱極而焦生之兆也色紅兼刺而唇口開裂者乃膏凝水涸矣實非真熱乃假熱也蓋腎之真陽枯竭不能化生津液虛之甚也理宜大劑溫補稍帶甘寒使金水相生何慮之有即問生若恣用涼藥泄其陽其死立待凡舌短又萬囊縮者死此等明可驗也聲者丹田中出也其音嘹亮即有神矣若含糊聲嘶者虛火鑠也前重後輕者虛也前輕後重者實也出言罵詈其音雄壯者實熱也病至失音者死在數日之內不語而病久者虛之甚也一出聲而病即愈矣譫語鄭聲及呻吟者實非佳但診其脈若有神者亦可

生然脈無神其死的矣喘急痰嗽治法當清金
降火然或不效劇脈浮之脈果不足宜從溫補或
兼外感理又宜散之按脈之法驗其虛實而已
按之不衰者虛按之衰者實必不衰者診其脈
果不足身無發熱宜行溫補有汗宜止無汗宜
候或兼吐瀉先理脾胃凡痰嗽者必因飲食或
傷或因惱怒或致而兼吐瀉亦當調理中宮
若虛實並行攻補兼施痰甚而脈果實者急
宜下之若結胸宜鳳凰膏罨之全在活法施治
不可拘也按足足冷者陽氣虛也其氣不能下
達之故熱者虛中受脈必兼煩躁當隨症治之

或不足以虛治之其身不動脈必虛脈或實
吐隅法當溫補而瀉隨症施治也凡決死生須
憑脈證亦有三法一則診其脈神得失虛實二
則觀其形色吉凶三則辨其語言邪正此三者生
死之大綱也且耳目口鼻俱有其神耳能聞目
能視鼻能臭口能言其神則存否則失矣
經云得守者生失守者死又云氣聚則生氣散則
死斯言盡矣

醫診四十一字訣內十又字同玄机

診脈宜診其神神在微芒之間蓋從脈
數中而察其往來之氣也如灯影如風
會而不可傳微都微都是又在表裏之外也